養老先生、がんになる

養老孟司
中川恵一

X-Knowledge

はじめに

中川恵一

養老孟司先生が、がんになりました。2020年、心筋梗塞で東大病院（東京大学医学部附属病院）に緊急入院し、見事に回復された養老先生ですが、がんとなると穏やかではありません。

24年5月16日に診断された病名は、がんの中でもとりわけ手強い「小細胞肺がん」。タバコがおもな原因の肺がんです。ヘビースモーカーとして知られる養老先生のことですから、当然そのリスクは予想できましたが、4年前の入院時に撮った肺のCT画像には、肺がんが認められませんでした。

養老先生は、3カ月に1回、東大病院で定期検診を受けていました。そのときに、肺のCT画像を撮っていれば、もっと早く見つかった可能性もあります。しかし、養老先生は、予防的な治療や検査はしない性格なので、それをすすめても、やらなかったと思います。

また、小細胞肺がんの標準治療は、抗がん剤（化学療養）と放射線です。養老先生は、体に負担のかかる治療に対してもやりたがらない性格なので、果たして、抗がん剤治療を受け入れてくれるかどうかも疑問でした。


ところが、今回はつらい検査も抗がん剤もすんなり受け入れてくれたのです。その理由はいくつかありましたが、その1つが、差し迫った大事な行事である24年6月4日（虫の日）の虫法要への出席でした。

養老先生のお仕事の1つに、昆虫標本づくりがあります。標本をつくるために捕った虫たちを供養するため、鎌倉の建長寺で毎年、虫法要を主催しているのです。

虫に興味のない人から見れば、大変な病気なのだから、無理に出席しなくてもよいと思われるかもしれません。

しかし、養老先生にとって虫法要は重要なイベントで、「這ってでも行きたい」と言っているくらいなので、治療を受け入れたほうが出席が可能になると思ったようです。

1回目の抗がん剤を終えて、退院するまでは紆余曲折がありました。それについては、本文をお読みいただきたいと思いますが、結論から言うと、養老先生は虫法要に出席され、主催者あいさつで、自らの肺がんについて公表されました。

有名人の病気などがSNSで拡散されることも多い時代ですが、養老先生のがんは、どういうわけかほぼ話題にならなかったようです。

がんの治療には時間がかかります。本書では4月末に肺がんが発見されてから、抗がん剤の途中までの3カ月ほどを取材し、私と養老先生の2人で、その間にどんなことがあったのかをまとめました。

興味深いのは、今回は養老先生の病院嫌いに少し変化が現れたこと。また、いつも文句ばかり言っていた東大病院の評価が変わってきたことです。

養老先生が東大をやめてから、およそ30年。かつては権威主義そのものだった東大病院も時代とともに変わらざるをえません。

一方、私のほうは34年間、東大病院に勤務していますから、その変化をつぶさに目撃してきました。この養老先生の医療に対する考え方の変化も本書の読みどころの1つとなっています。

本書は養老先生のお嬢さんである養老暁花さんと、養老先生の担当医である岩崎美香医師にも寄稿いただきました。

とくに、暁花さんは、今回、養老先生の肺がんを見つけるきっかけをつくった人です。その経緯については、目次の後の序章とさせていただきました。

全国の養老孟司ファンにとって、先生のがんは一大事ですが、本人はいたって冷静です。ぜひ本書を読み、先生の回復をお祈りいただければと思います。

目次

心筋梗塞から4年、肺がんで再び入院

第2章 養老先生、抗がん剤治療を受ける

中川恵一

第３章 抗がん剤をしながら念願の虫展開催

昆虫から自然について学んでほしい

養老孟司

第4章

抗がん剤は終えたが、がん治療は長期戦

養老先生の放射線治療の前に

中川恵一

第5章

東大病院は患者にやさしい病院に変わってきた

がん治療と死と、まるの現在

対談 養老孟司×中川恵一

装丁　田中俊輔
本文デザイン　平野智大（マイセンス）
編集協力　福士斉
写真　渡辺七奈
取材協力　鶴岡八幡宮
編集　加藤紳一郎（X-Knowledge）
印刷　シナノ書籍印刷

序章

家族が支えていることも知ってほしい

父 養老孟司が がんになった

養老暁花

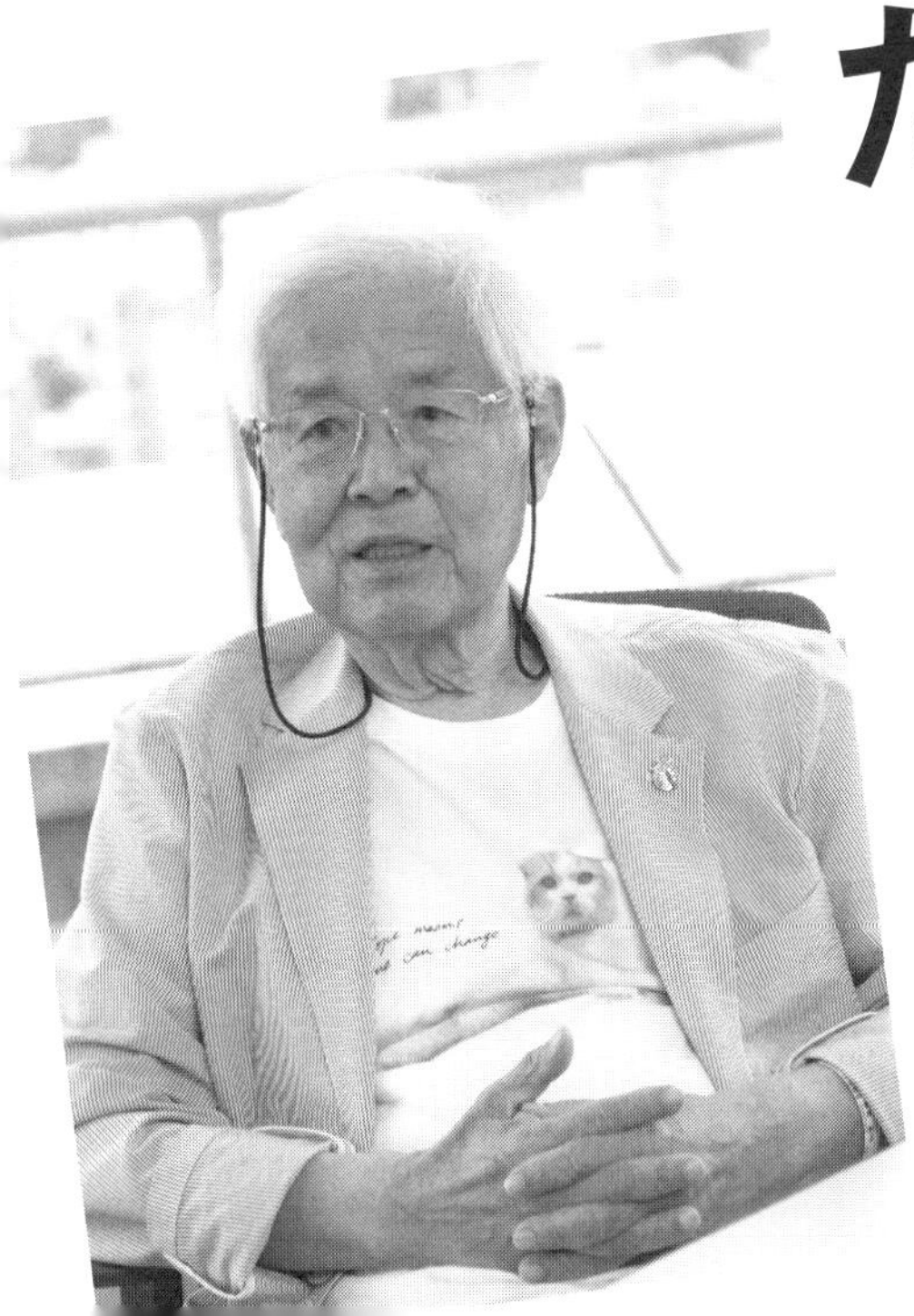

背中が痛いと訴えていた父

父（養老孟司）が、4年前に心筋梗塞を患ったことは、『養老先生、病院へ行く』に詳しく書かれているので、ご存じの方が多いと思います。

その後はとても元気で、海外にも出かけていますし、出版や講演、テレビ出演などの仕事も精力的にこなしています。

父の口ぐせは「めんどうくせえからやる」です。仕事の依頼を断わるのがめんどうくさいのでしょう。本当は仕事が好きなのかもしれませんが、本人はいつもそう言っています。

世間で86歳というと、介護が必要になっている人もいるでしょうし、耳が遠くなって大きな声で話さないとコミュニケーションがとれない人もいるでしょう。

娘の私がお世話することもありうる年齢なのに、父は耳もはっきりしていますし、体も元気です。

私もそれに甘えて油断していたところがあったと思います。再び大病を患うことがあってもおかしくない年齢なのですから。

今回の父の体の異変に、最初に気付いたのは私です。この本の共著者である中川恵一先生から、そのことをくわしく語れるのは私だけだと言われ、お話しすることになりました。

私は鍼灸師の免許を持っています。それで実家に帰ったときは、よく父や母に施術してあげていました。

父は2023年のはじめ頃から、右肩が痛いと訴えていました。本人は「五十肩だろう」と言っていましたが、整形外科的な徒手検査（患部と思われる部位を動かしたり、延ばしたりして原因を特定する検査法）を行ってみたところ、どれも該当しませんでした。

五十肩（肩関節周囲炎）だったとしても、整形外科では痛み止めの薬や運動療法ぐらいしか治療法がないので、私も父の肩をマッサージしながら、「しばらく放っておくしかないかな」と言っていました。

私のマッサージで少しはよくなったのですが、2023年の秋頃から痛みが肩だけではなく背中全体に広がってきたのです。

しかも、この背中の痛みは、マッサージではよくなりませんでした。脊柱管狭窄症など脊髄が原因の痛みも疑いましたが、これにも該当しません。このような場合、私たちの仕事柄、整形外科的ではない原因を疑います。

疑われるのは、内臓疾患です。痛む部位から考えると、肺が怪しいと思いました。父はヘビースモーカーなので、肺には何があってもおかしくありません。

実際に背中を見ると、肩甲骨の間が少し黒ずんでいます。普通の人ならわからないくらいの黒ずみですが、私にははっきりわかりました。

しかも、黒ずんだエリアの前後がボコンと陥凹《かんおう》していて、その真ん中が黒く固まっています。触っても何かあるのがわかるので、肺に異変があると考えざるをえないのです。

もちろん医者ではないので肺に問題があると特定できませんが、右側の臓器に何か異変があることは確かなようです。

当然のことながら、「医者に診てもらって」と言いましたが、本に何度も書いているように、父は医者嫌いです。

検査を嫌がる父を東大病院に

『養老先生、再び病院へ行く』で書かれていたように、父は3カ月に1回、東大病院で経過観察のための検診を受けています。そこで次に東大病院に行ったら、「レントゲンを撮ってもらってね」とアドバイスしましたが、本人はもうこれ以上、受診する科を増やしたくないのか、「嫌だよ、絶対に嫌だ」と言うのです。

鎌倉の実家から東大病院を受診するとなると、朝8時半の予約なら5時に起きなければなりません。そして病院に行ったら、夕方まで検査が続きます。

そうした事情もわかっているので、鎌倉の整形外科医院でレントゲンを撮ってもらうことも提案しました。

それでも父は、かたくなに「めんどうくさい」「そんなのは嫌だ」と言うのです。

心底、医者嫌いなんですね。

どうしても受診してくれないので、本人の了承を得ずに中川恵一先生に直接電話して、事情を話しました。

中川先生は「わかりました」と言ってくださいました。それで父もしぶしぶ東大病院の呼吸器内科を受診することになりました。

その際、私が電話で中川先生に「ちゃんと診てくださいね」と言ったとされていますが、私はそう言ったつもりはまったくありません。

父はそれをネタにして、あちこちでそのことを話しています（24年6月4日の虫法要でも発言、58ページ掲載）。

それに近い言葉があったのかもしれませんが、私はこれから父の命を預けるお医者様たちに対して、そんな上から目線の言い方はしていません。

本当の病人になっちゃった

父が東大病院を受診したのは、24年4月30日でした。いつものことですが、東大病院の検診がある日は、検査や診察がすべて終わるのが、午後3～4時になります。私は仕事があったので、その日の夕方、かんだやぶそば（以下、やぶそば）で父と合流して、結果を聞くことになっていました。

私がやぶそばで待っていると、父がやってきて、「いやあ、本当の病人になっちゃったよ。肺がんだってさ」と言うのです。

私は重篤な病気を疑っていましたから、冷静に「ああ、そうなの」と返したと思います。

もちろん私も、肺がんとわかったのはショックです。でも私が驚いたり、あわてたりしていたら、本人も落ち込むだろうから、「やっぱりね」といった表情で父の話を聞いていたのです。

背中の痛みは、がんが背中側の肋骨に浸潤していたことによるものでした。それがなければ痛みが出なかったわけで、がんがもっと進行していた可能性もありました。痛みで気付けたのは、不幸中の幸いだったと思います。

肺がんは大きく分けて、小細胞がんと非小細胞がん（腺がんなど）があって、その日のCTなどの検査では、腺がんの疑いが強いといわれていましたが、まだどっちかは診断がつきません。それがわからないと、治療法も確定しないのです。

その後、腫瘍マーカーなどの詳しい検査結果や、生検（組織を取って調べる検査のこと）も行って、最終的に小細胞がんだと診断されました。

病気のときこそ家族が支えたい

4年前の心筋梗塞のときもそうでしたが、父が命に関わる重篤な病気になったら、家族で支え合う関係が築けるのではないかと私は期待していました。

しかし前回も、そして今回も、父は塩対応でした。娘に気をつかっているのかもしれませんが、「忙しいなら見舞いに来なくていいよ」と言うのです。

もちろん、私は毎日見舞いに行くようにしていますが、病室の父はほとんど黙ったままでした。

それは、私としてはちょっとつらかった。入院している父は、1日中病室にいて、何もすることがありません。ですから、見舞いにはできるだけ行ってあげたいと思っていました。でも、父は見舞いに行っても、そんなにうれしそうな顔をしないのです。

みなさんご存じのように、変わった人ですし、家族の関係でもどちらかというとドライなところがあったので、それでよいのかもしれませんが、私としてはモヤモヤしますね。

小細胞肺がんは、タバコを吸う人に圧倒的に多い肺がんだといいます。私も母も、父に「タバコをやめなさい」と言い続けてきましたが、本にも書いているように、父はずっと吸い続けてきました。

中川先生にも相談したことがあるのですが、「私からタバコをやめろとは言えません」と言われてしまいました。

それは中川先生の考え方なのだと思いますが、私は禁煙を促すなら医師が一番説得力があると思うのです。

家族がいくら「禁煙して」といっても父は聞きません。それなら、医師が言うべきではないかと思うのですが、これを読まれている方はどのように感じるのでしょうか。

もちろん、最終的にやめるかやめないかは父の判断になるわけですが、やはりお医者様のひとことが大事だと私は思っています。

それでも今回入院してから、父はほとんどタバコを吸っていないようです。抗がん剤治療があるので、入退院を繰り返していますが、実家にいるときは、口さみしいのか、鳩サブレーをよく食べています。

父は糖尿病もあるので、そんなに鳩サブレーを食べてよいのか心配になりますが、入院中は卵ボーロを食べていました。鳩サブレーをバリバリ食べるよりは、カロリーは少なそうですけどね。

虫法要と虫展に出たい父

小細胞肺がんの治療は、まず抗がん剤（化学療法）で、がんを小さくして、それから放射線治療を行います。

抗がん剤は3日間の点滴を、3週間あけて、4回行います。その前後にいろんな検査もするので、1回の抗がん剤治療で1週間くらい入院します。最初の入院は、検査入院から1回目の抗がん剤まで続いたので、結構長引きました。

1回目の抗がん剤の後は、虫法要が控えています。毎年6月4日の「虫の日」に、鎌倉の建長寺で、父の発案による虫法要が行われているのですが、これは何としても出席しないといけないと本人は言います。

このときは、抗がん剤の後の副作用を確かめる検査が続いて、退院が延び延びになっていました。

抗がん剤の副作用のひとつに白血球の減少があります。白血球が少ないと、感染症にかかりやすいので、外出すると感染リスクがあります。

東大病院の医師たちが父に退院許可を出すには、この白血球の数値がどのくらいあるかを見極めなければなりません。

そんなこんなで、退院できたのは前日の6月3日でしたが、無事に虫法要はすませることができました。

父が関わる大事なイベントは、もう1つあります。鎌倉の鶴岡八幡宮にある鎌倉文華館　鶴岡ミュージアムで、「蟲ﾞ？・？・？　養老先生とみんなの虫ラボ」（24年7月8日～9月1日）という展覧会（以下、虫展）が開催される予定になっています。

これは私も制作に関わっていますが、父の病気が見つかるずっと前に決まっているイベントなので、もはやキャンセルはできません。

また、大分県立美術館でも、『養老孟司と小檜山賢二「虫展」～みて、かんじて、そしてかんがえよう』（24年7月13日～8月25日）というイベントがあります。

大分のほうは、小檜山先生との共催なので、父の負担はそれほどではないのですが、大分まで出向くのは難しいでしょう。

抗がん剤のスケジュールにもよりますが、体調がよければ、鎌倉の虫展にはできるだけ顔を出したいと言っていました。

父のこれまでの虫研究の集大成でもあるので、なんとか成功させてあげたいと思っています。

家族としては、治療だけに専念してほしいという思いもありますが、最初に言ったように、父は仕事を断わりません。根っから忙しいのが好きなんだと思います。

家族もがんばっているんだよ

父は東大病院が嫌いだと、本にも書いています。でも私からすると、父を安心してまかせられる、よい病院です。

昔の東大病院は違っていたのでしょうけれど、父が東大病院をやめてから、30年近くたっています。ずいぶん変わったのではないでしょうか。

担当医の岩崎美香先生をはじめ、呼吸器内科の鹿毛秀宣教授も、中川先生も、みなさんよい方ばかりです。

父はどう思っているかどうかわかりませんが、私は今回、医師に恵まれたと感謝しています。

父も入院する前は、「ここまで生きたんだから、もういい！」みたいなことを言っていました。

でも若いドクター陣の情熱にほだされたのか、「俺が元気になったら、彼らが喜ぶだろう」とか、珍しくそんなことを言っていました。

虫法要のときのスピーチでも、退院を許可してくれたドクターたちへの感謝の言葉を述べていました。

でも、がんばっているのは東大病院のドクターだけではありません。家族だって、父のためにがんばっているんです。虫法要には私も同席していますが、スピーチの最中、思わずそう叫びそうになってしまいました。

まあ、人前で家族への感謝とかは絶対に言わない人ですから、期待もしていませんでしたけどね。

もう少し父と一緒に過ごしたい

今回父が病気になってから、友だちにも会わず、趣味の旅行にも行かず、すべて父の役に立ちたいと思って過ごしているのに、病院に見舞いに行ったら塩対応ですし、それで心が折れそうになったこともありました。

そんな不満もありますが、私は父が大好きです。それが父にとどいているのかどうかわかりませんけど。

今までお世話になる一方で、ぜんぜん恩返しもできていないので、もう少し父に貢献できたらいいなと思って、入院中は欠かさず見舞いに行っています。

まだ、治療の最中ですし、今の予定（24年6月11日現在）だと抗がん剤治療が終わるのは8月です。その後は、中川先生の放射線治療も控えています。

幸い抗がん剤の副作用がとても少なく、がんも小さくなっているということで、父の治療はうまくいっているようです。

父ががんと診断されて、少し落ち込んでいた時期もありましたが、治療がうまくいっているので、私も明るい気持ちになっています。

父のような病人に「がんばれ」というべきではないのかもしれませんが、もう少し父と一緒に過ごす時間を持ちたいので、治療をがんばってほしいと思います。

※養老暁花さんのインタビューは24年6月11日に行われた。

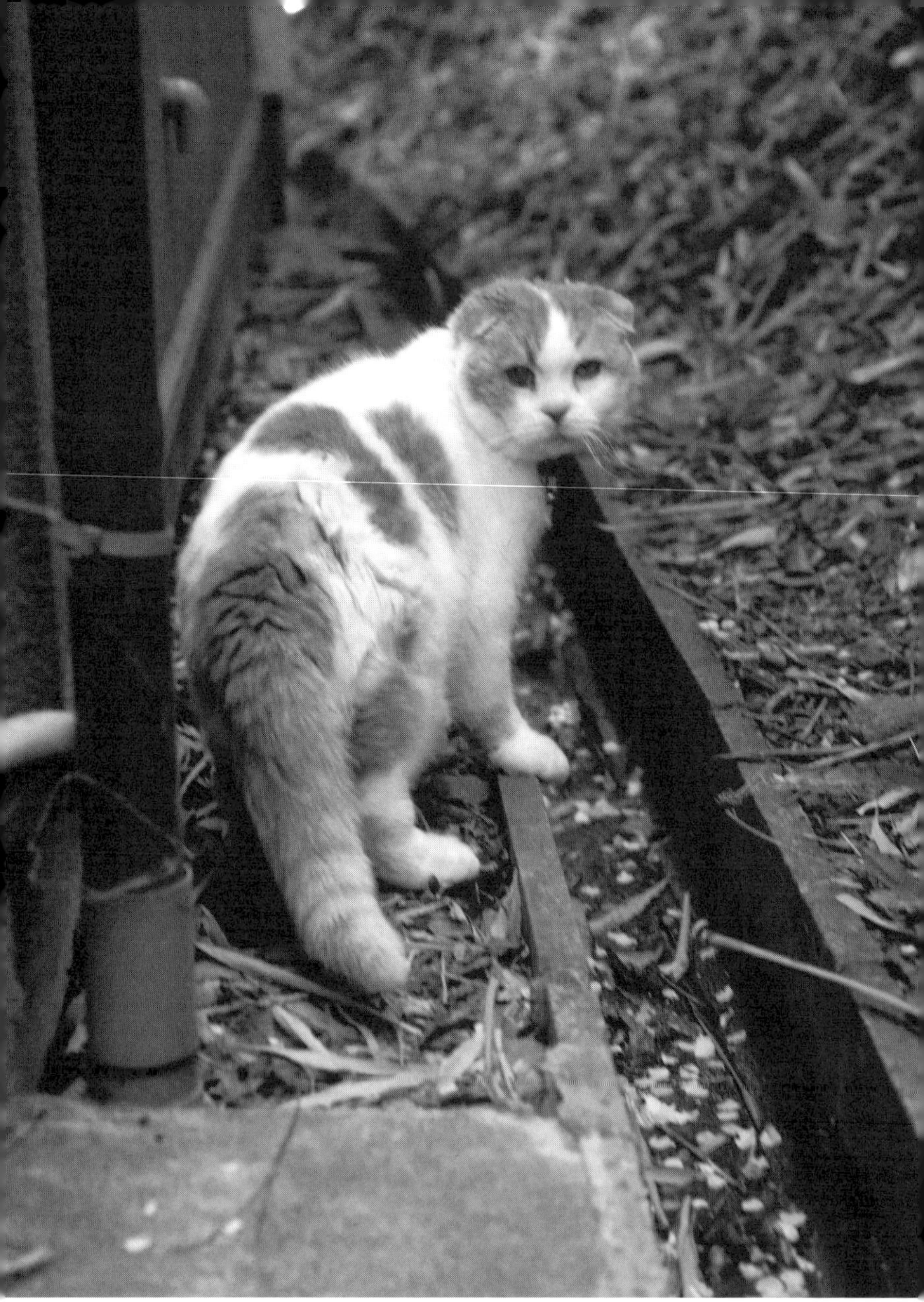

第1章

養老先生、肺がんになる

がんは自分だけの病気ではない

養老孟司

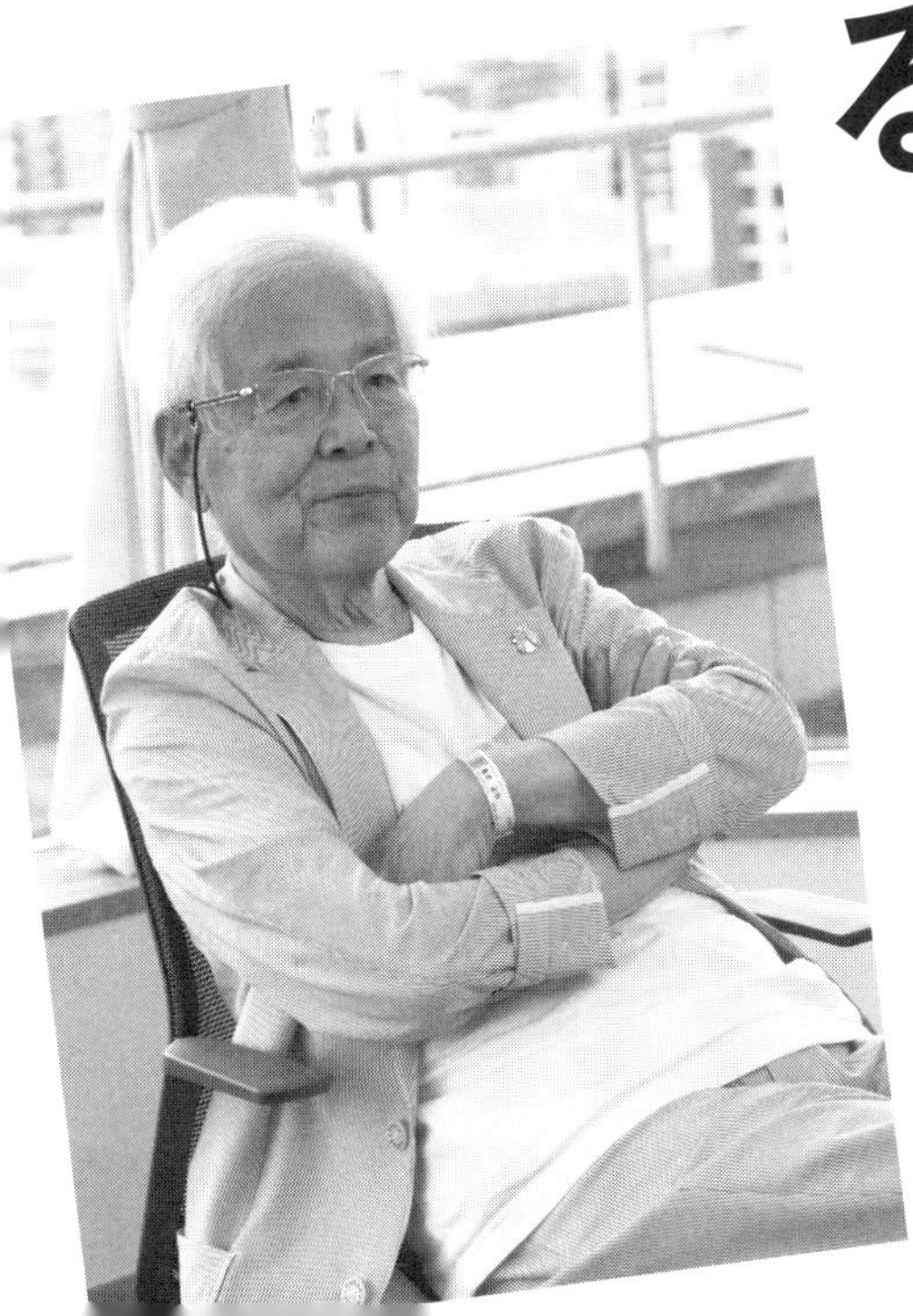

「体の声」再び

4年前（2020年）、心筋梗塞で入院し、そのときのことを『養老先生、病院へ行く』（中川恵一との共著）に書きました。

僕は病院にはできるだけ行きたくはないし、医療とはなるべく距離を置きたいと思っていますが、病院に絶対に行かないと言ったことはありません。

あのとき病院に行く決心をしたのは、本にも書いているように、「体の声」が聞こえたからです。

学生の頃、東大医学部で教授から、何か軽い症状があったとき、1週間様子を見て、症状が消えなかったり、悪化しているときには、病院に行くべきだということを教わりました。

1週間たっても消えない症状や、だんだん悪化していく症状のことを、僕は「体の声」と呼んでいて、自分が病院に行くかどうか迷ったときは、この声に従うことにしています。

心筋梗塞のときは、体調が悪いのが1週間たっても回復しなかったので、教え子で東大病院の医師でもある中川恵一さんに連絡して、診察してもらうことにしました。そこで、心筋梗塞であることがわかり、緊急入院することになったのです。

その「体の声」をまた聞くことになりました。今回は、声が聞こえてくる前に、長引く肩こりがありました。

肩こりは誰でも経験することで、病院に行くような症状ではありません。2024年の春頃、糸井重里さんと対談しましたが、そこでも「腰が痛いだの、肩が痛いだのっていう『自分の痛み』については、もう辛抱するしかないと思っています」と話しています。

さらに、対談の最後に糸井さんの「長い時間お話いただいていますが、もしかして、結構がまんしてくださったりして」という問いに対し、僕は「そんなことはないですよ（笑）。でも……実はさっきから少し肩が痛いです」と答えています。

ちなみに、この対談は糸井重里さんが主催するウェブサイト「ほぼ日刊イトイ新聞」で読むことができます。

「老い」と「死」をテーマにした対談の1つで、「生死については考えてもしょうがないです。」というタイトルでした。その第1回目の公開日が24年5月8日だったので、収録したのは4月のことでしょう。

鍼灸師＝娘のアドバイス

肩こりは昔からありましたが、このときは肩が痛いような感じで、1年以上前から悩まされていました。

僕は虫（昆虫）の標本づくりをしています。その作業中、何時間も同じ姿勢で手だけを動かしているので、肩がこらないはずはありません。でも、糸井さんに言ったように「辛抱するしかないと思って」と、やりすごしていました。

娘が鍼灸師の資格を持っているので、実家に娘が帰ってきたときは、いつも肩をもんでもらっていました。

するとしばよくなるのですが、いつの頃からか、痛みが背中のほうに広がってきたのです。

背中が痛いと言ったら、娘が僕の体をいろいろ調べて、ただの肩こりでないと言い、内臓疾患の可能性もあるから、病院に行ってくれと頼まれました。

確かに、普通の痛みとは違うようです。1週間どころか、それ以上たっても、痛みが軽くなりません。寝ていても痛いぐらいで、明らかに悪化していました。

娘が言うように、「これはただの肩こりじゃねえや」と思いましたが、あんまり悪いほうに考えたくはありません。

それで、病院に行くの行かないのとグズグズしていたら、娘が中川さんに、背中の検査をしてほしいと連絡してしまったのです。

中川さんは、東大病院の総合放射線腫瘍学講座特任教授で、一緒に仕事をしたこともあり、長いつきあいがあります。4年前に心筋梗塞を患ってからは、担当医の1人として体のほうも診てもらっています。

心筋梗塞の治療を終えて退院してからも、3カ月に1回、東大病院で定期検診を受けています。ちょうど24年4月30日が検診の日なので、そのときに背中の検査もしてもらうことになりました。

娘が中川さんに電話をしたとき、「ちゃんと診てくださいね」と言ったようで、中川さんは苦笑いしながら「ちゃんと診ているんですけどね」と話していました。ただ、この発言に関して、娘は否定しているようです。

その日は、まず肺のCT画像を撮りました。肺のCTは、心筋梗塞で入院したとき以来、4年ぶりのことです。

CTには明らかに腫瘍と思われるものが映っていて、それが肋骨の背中側に達しているのがわかりました。

4年間のCTには、がんはなかったので、この4年の間にできて、それが大きくなったということになります。

がんはずいぶん進行しないと自覚症状が出ないものですが、骨に達していたことで、背中に痛みが出ていたのです。

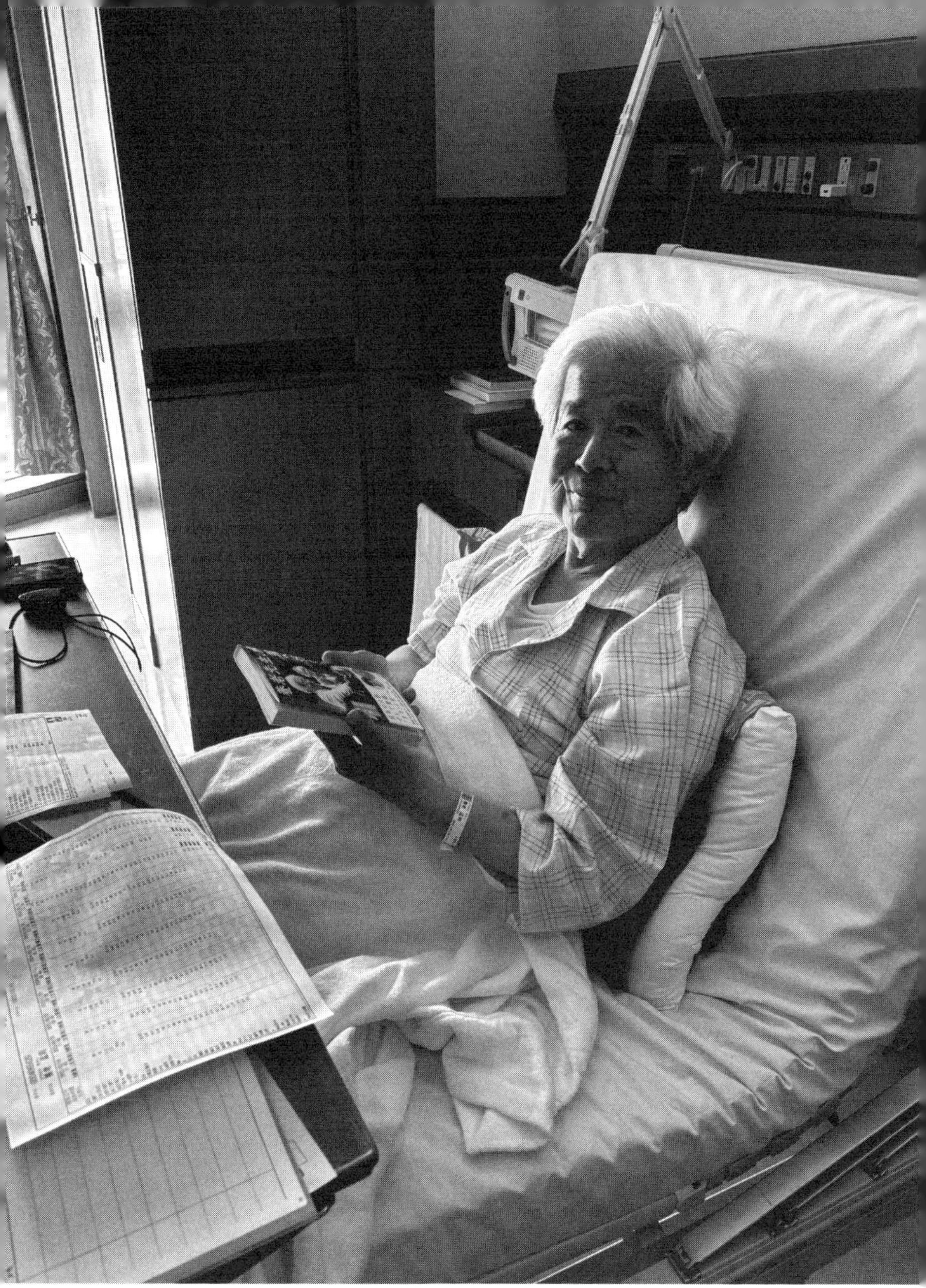

養老先生、肺がんになる

中川先生からも言われましたが、肺の真ん中に同じくらいの腫瘍ができていたら、何の痛みもないので、がんの発見はもっと遅れていたことでしょう。幸か不幸か、骨の近くで肺がんが大きくなったため、骨にあたって痛みを感じるようになったわけです。

右手が熱くて左手が冷たい

背中の痛み以外の症状はまったくなく、食欲の低下もありません。むしろ体重は、3kgほど増えたくらいです。

ただ、がんとは関係ないと思いますが、妙な症状がありました。右手が熱くて、左手が冷たいのです。

朝、顔を洗うためにお湯を洗面器に入れますね。そこに両手を突っ込むと、左手はお湯ですが、右手は水のように感じるのです。

血圧も左右で大きく違ってしまいました。左手の血圧が低く、右の血圧が高い。左手の血流が悪いのでしょう。

もっとも差が大きかったときは、上の血圧が左140なのに対し、右120。左右で20も違っていました。

東大病院で測ったときも左右差がかなりありました。そのことを医師たちに話しましたが、みなさんそれに対して何も言いません。現代医学の医師は、そういうことには関心がないようです。

とりあえず、僕は右が異常なのか、左が異常なのかということを考えました。しかし、医師は答えてくれませんし、僕も全然わからないので、そのことを考えるのはやめました。

大腸がんの転移がんかも？

痛みの原因がわからないうちは、痛み止めの薬を飲みたくないのですが、原因がわかったので飲むことにしました。

糸井さんには「痛みは辛抱するしかない」と言いましたが、ある程度のレベルの痛みが続くと、体が消耗します。

体が消耗するのをがまんしたほうがよいのか、それとも痛みを取ったほうがよいのか？　その判断は難しいものですが、今回は横になっていても痛いので、痛み止めの薬を飲むことにしました。

さて、ほぼ肺がんだとわかったものの、もっといろんな検査をしないと治療方針が決まりません。

そもそも、CTに映っている肺の腫瘍が、肺の原発がんではなく、ほかのがんの転移がんなのかという疑いが、可能性は少ないながらもありました。

本にも書いていますが、僕は4年前に東大病院に入院したとき、大腸（直腸）ポリープが見つかっています。

ポリープは普通、内視鏡で切除しますが、別に悪さをしないのだから、僕はそのまま残しておきました。そのポリープががん化した可能性も否定できないのです。

全身のがんがおおよそわかるPET（陽電子放出断層撮影）という検査がありま

す。これを受けたところ、直腸にもがんが見つかりました。

いや、がんかどうかはわかりません。PETは標識になるブドウ糖を注射して、腫瘍の反応がどこにあるかを調べる検査です。その反応が肺だけでなく、直腸にも出たわけです。

論理的な可能性だけでいうと、直腸のポリープががん化して、肺に転移することもありえないことではありません。

そこで、ポリープを切除して、組織を調べて白黒をつけることになりました。結果はやはり白でした。

生検の針が痛みの中心に達した

肺がんは大きく分けて、小細胞がんと非小細胞がんに分かれます。どっちなのかは、最終的に「生検」を行わないとわかりません。

生検というのは、腫瘍に針を刺して組織を取り、くわしく観察する精密検査です。

肺の生検は、うつぶせに寝て、背中からCTで確認しながら、針を深く刺していって組織を取ります。

麻酔をしているので、痛みはほとんどありませんが、どこに針を刺しているのかはわかります。

針が体の中に入っていくと、それが痛みの中心に向かっていくのがわかりました。思わず先生に、「あっ、そこそこ」と叫びそうになりました。

東洋医学でいうところのツボにハマったという感じです。不思議なことに、その直後は、痛みがそれほど強くなくなりました。

それまでは、痛み止めの薬は、効果が切れそうになったら、また飲むようにしていました。生検の後は、それほどひんぱんに飲まなくてもすむようになったのです。

これも現代医学では、まったく意味のない情報なのかもしれませんが、生検後、一時的ではあるものの、痛みが軽くなったことは事実です。

小細胞肺がんの診断がついた

生検の結果、小細胞肺がんの診断がつきました。小細胞肺がんは転移しやすいが

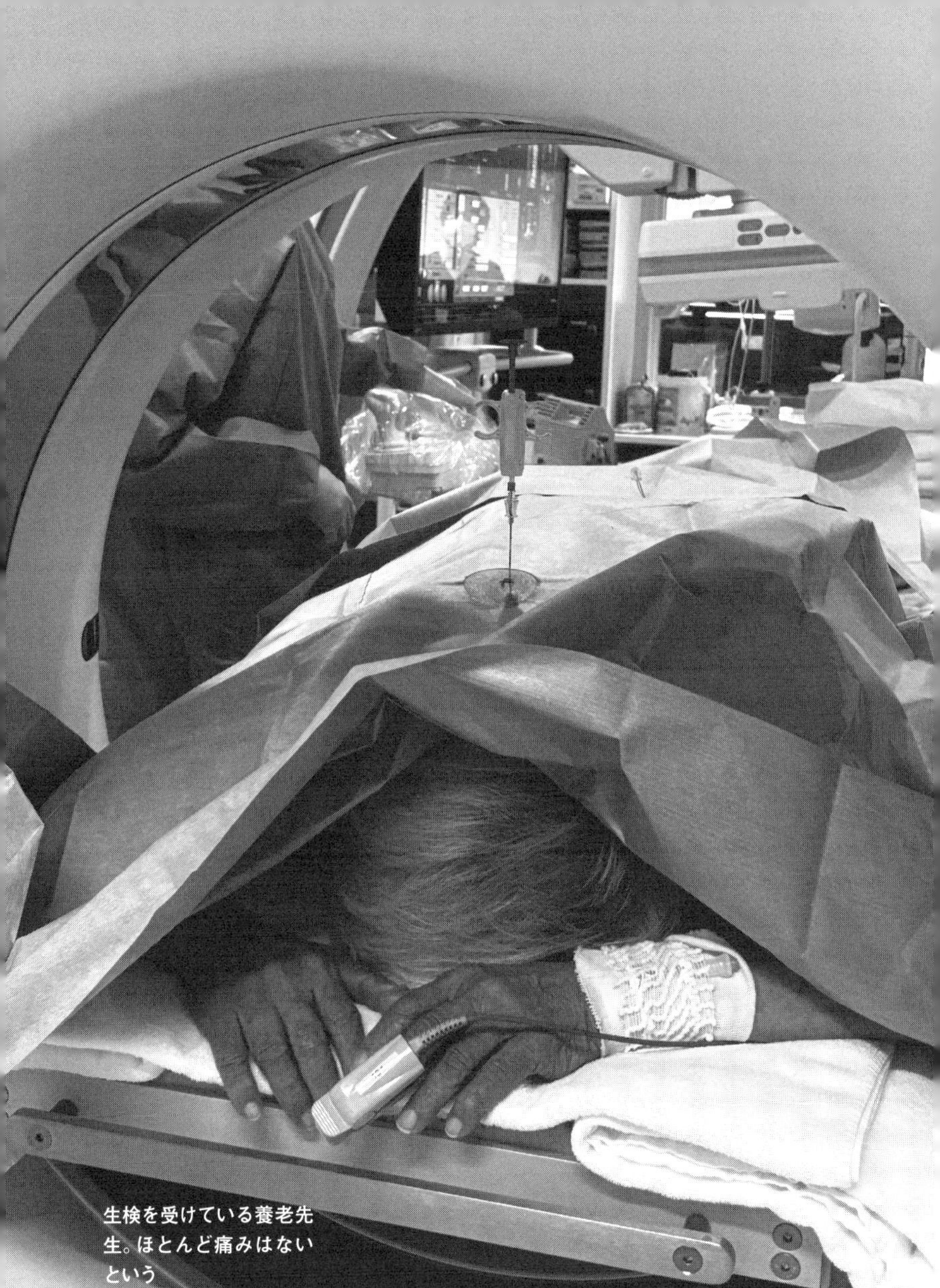

生検を受けている養老先生。ほとんど痛みはないという

んですが、今のところ転移はしていないと言われました。

転移を防ぐことが重要なので、小細胞肺がんの標準治療は抗がん剤（化学療法）です。抗がん剤の点滴を3日間続け、3週間あけてまた3日間抗がん剤の点滴をします。これを全部で4回行います。

抗がん剤の点滴は3日間ですが、前後にいろんな検査があるので、抗がん剤治療のたびに1週間くらい入院することになりました。


中川さんは最初、僕が抗がん剤を拒否するのではないかと考えていたようです。というのは、『がんから始まる生き方』（中川恵一、柏木博との共著）の中で、もしも自分ががんになったとしたら、「化学療法、つまり抗がん剤も、ストレスが強ければやらないと思います」と述べているからです。

だから、中川さんからは、抗がん剤を1回やってみて、副作用がつらかったら、そこでやめてもよいと言われました。抗がん剤の副作用は個人差があるので、1回やってみて、それほどつらくなかったら、続ければよいと言うのです。僕はそれに従うことにしました。

『がんから始まる生き方』で、僕はこうも述べています。「自分の治療に関して、私は原則を決めていまして、原則に従います。まず、最初に医者を選ぶ。そして、選んだあとは文句を言わない。これが原則です。」

医者はすでに中川さんを選んでいます。ということは、東大病院の先生たちを選んでいることになります。その先生方の治療方針には従いますし、文句を言うこともありません。

よく言っていることですが、いったん医療システムに巻き込まれてしまった以上、もはや引き返すことはできません。

直腸ポリープの切除やら、生検やらで、すでに1週間以上入院していますが、抗がん剤は早く始めたほうがよいというので、退院せずに、そのまま抗がん剤治療に突入することになりました。入院がさらに長引くことになったわけです。

世の中に病院が好きな人はいるのでしょうか？　少なくとも、僕は嫌いです。病院は監獄や学校のようなところですから、自由がありません。

もちろん、医師は患者さんのためを思って管理しているのですから、入院してしまったら、文句を言ってもしょうがありません。そもそも、先に「文句は言わない」と宣言しているのですから、不満があったとしても、辛抱するしかないのです。

喫煙者に多い小細胞がん

『がんから始まる生き方』の僕以外の著者、中川恵一さんと柏木博さん（武蔵野美術大学名誉教授）は、がん当事者です。

19年に出版された本ですが、このとき柏木さんは、東大病院で多発性骨髄腫の治療を受けていました（柏木さんは21年に亡くなる）。

一方、中川さんは、18年に膀胱がんが見つかり、内視鏡手術を受けています。がん当事者の話というのは、説得力があるものです。

これに対し、僕だけが、がん当事者ではありませんでした。それで、僕があの本で好き勝手にしゃべっていたと思われたのでしょうか。本書の編集者から、「がん当事者になって、変わったことはあるのでしょうか？」と質問されました。

別に考え方は変わっていませんが、がんという病気に対して、以前より、いろいろ考えるようにはなりました。

まあ僕の場合は、身から出たサビです。「あれだけタバコを吸っていたら、肺がんになるのも無理はねえな」という気持ちはあります。

肺がんは、小細胞がんと非小細胞がんに大きく分かれると言いましたが、非小細胞肺がんはタバコとは無関係に発症する肺がんです。

これに対し、僕が診断された小細胞肺がんは、喫煙者に多い肺がんです。僕は60年以上もタバコを吸い続けてきたのですから、いつ肺がんになってもおかしくはないのです。

東大病院だけでなく、どこの病院でもそうですが、入院中はタバコを吸えません。病院の外に出て一服もダメです。そこまでして吸いたいとは思いませんが、入院中にタバコを吸っているのがバレたら、治療してもらえないと言われました。

タバコの体への影響は、禁煙して20年たたないと、吸わない人と同じにならないので、僕が今タバコをやめてもほとんど意味はありませんが、入院しているのですから、これも辛抱するしかありません。

ただ、タバコが吸えないと口さびしいので、何か食べたいのです。鳩サブレーのようなクッキー系のお菓子がよいのですが、僕は糖尿病でもあるので、高カロリーのお菓子を食べると家族にうるさく言われます。それで、もっぱら卵ボーロを食べていました。入院中は、ずっと卵ボーロを食べているような気がします。

それから、コーヒーも飲みたい。東大病院の1階にカフェがあるので、その店からテイクアウトできますが、買いに行くのがめんどうくさいのです。それでがまんしていましたが、そのことを中川さんに話したら、中川さんの秘書の方が買ってきてくれるようになりました。それからは毎日コーヒーを飲んでいます。

虫法要には這ってでも行く

これも『がんから始まる生き方』で述べていますが、病院嫌いの僕が治療を受けるのは、「がんは自分ひとりの病気ではないから」です。

そのときも、自分ががんになっても積極的に治療したいという気持ちはないと言っていましたが、家族がいるから治療しないわけにはいきません。治療すればある程度、家族を安心させられますからね。


86歳といえば、がんの1つや2つあっておかしくない年齢です。もちろん放置したら、がんがどんどん進行していきます。しかし、いざ治療するとなると、いろいろやっかいなことがあります。

まず、目の前に差し迫った行事や仕事のことがあります。入院して気になっていることの1つが、6月4日の虫法要への出席でした。

虫法要というのは、毎年6月4日の「虫の日」に、鎌倉の建長寺で行っている行事です。

15年、建長寺に「虫塚」というものをつくりました。僕は虫の命を奪って標本をつくっています。一般の人でも、今まで一度も虫を殺したことがないという人はいないと思います。

そんな命を奪われた虫たちを、供養する場所としてつくったのが虫塚です。僕の後輩で建築家の隈研吾さんが設計し、15年夏に完成しました。虫法要はそれ以来、毎年6月4日に執り行われています。

虫に関心のない人は、そんなに大事なことだと思わないかもしれませんが、僕にとってはとても重要な行事です。

抗がん剤治療が始まったとしても、これだけは行かなければなりません。それで、中川さんへのメールにも、「6月4日の虫法養は這ってでも行こうと思っていますので、よろしくお願いします」と書きました。

虫展が終わる9月までがんばる

虫法要の後には、もう1つの大事なイベントが控えています。それは、「蟲ﾟ?ﾟ?ﾟ?養老先生とみんなの虫ラボ」（以下、虫展）という展覧会です。

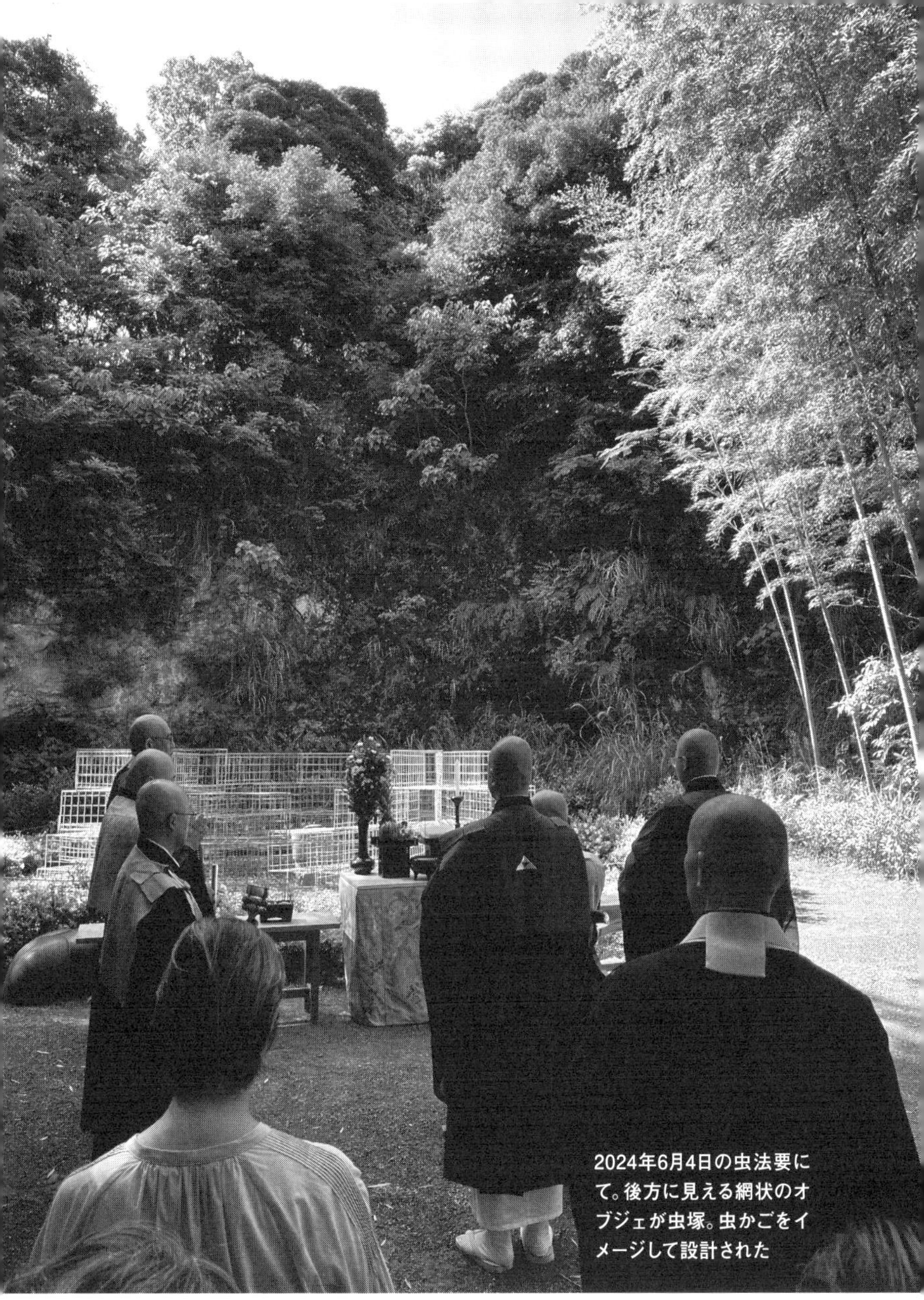

2024年6月4日の虫法要にて。後方に見える網状のオブジェが虫塚。虫かごをイメージして設計された

これは鎌倉の鶴岡八幡宮にある「鎌倉文華館　鶴岡ミュージアム」で、24年7月8日から9月1日まで開催されます。

虫展の会場には、箱根にある僕の研究室（養老昆虫館と呼ばれている）が再現されていて、僕自身も展示の一部となるという趣向なので、開催中はできるだけ顔を出す予定になっています。

さらに、同じ時期、大分県立美術館でも、『養老孟司と小檜山賢二「虫展」〜みて、かんじて、そしてかんがえよう』という展覧会が、7月13日から8月25日まで開催されます。

こちらは小檜山賢二さん（深度合成技術による昆虫や自然の写真で知られる）の写真がメインですが、当初は僕も顔を出す予定でいました。

大分は難しいかもしれませんが、鎌倉の虫展は企画者の1人である家内の希望もあるので、なんとか成功させたいと思っています。

それで、前述の中川さんのメールにも「なんとか8月末まで元気でがんばれたらと思っています」と書きました。

がん治療で大事な仕事ができなくなる

虫法要も、2つの虫展も、がんと診断される前に決まっていたことです。虫法要は主催者である僕が出かけて挨拶しないと、法要に参列していただくみなさんに申し訳が立ちません。

鎌倉の虫展は、打ち合わせ中で、どんな標本を展示するのか決まっていません。手伝ってくれるスタッフはいますが、何を展示するか。それを選ぶのは僕にしかできないのです。虫の標本はすべて、箱根に保管しているので、箱根にも行く必要があります。

いろんな進行中の仕事が、がんの治療でぶっ切れてしまったので、やっかいな状況になったわけです。

でも、病気に「待った」はありません。治療は医師にまかせるしかないのですから、勝手なことは言えません。できるだけ、うまく塩梅して、虫法要や虫展がうまくいくようにと願うだけです。

心配しているのは、抗がん剤の副作用です。副作用の程度によっては、虫法要にも虫展にも参加できなくなってしまいます。

なかでも不安に感じているのは、白血球の減少です。抗がん剤は、細胞の増殖を抑える薬ですから、正常細胞がつくる白血球も減ってきます。

白血球はウイルスや細菌の感染を抑える免疫細胞ですから、これが減ると感染症にかかりやすくなってしまうのです。白血球がどのくらい減るかによっては、虫法要や虫展のための外出に対し、ドクターストップがかかる可能性があります。

といっても、抗がん剤以外に治療の選択肢があるわけではありません。抗がん剤は、小細胞肺がんの「標準治療」になっているわけですから。

抗がん剤以外の治療法はないのか？

気休めでしかありませんが、抗がん剤のほかに治療法がないものか、僕なりに調べてみました。

たとえば、粒子線治療（重粒子線と陽子線がある）という治療法があります。放射線の一種ですが、東大病院には粒子線治療の装置がありません。粒子線治療ができる病院は限られているのです。

ちなみに、僕は名古屋の病院（現在の名古屋陽子線治療センター）に陽子線を導入するときの委員の1人でした。当時は、日本にも数カ所しかなく、名古屋地区には1つもありませんでした。

現在、首都圏では神奈川県と千葉県に粒子線治療が受けられる病院がありますが、僕がやるとしたら、転院しないといけません。また、僕のがんに粒子線治療が適用できるのかどうかもわかりません。

それに、重粒子線は先進医療なので保険診療と併用することができますが、それでも治療費が300万円くらいかかります。

もう1つは免疫療法。オプジーボ（免疫チェックポイント阻害薬）です。これも薬価が高くて、最初は年間3800万円ぐらいでした。今はもっと安くなりましたが、僕のがんの適用になるのかどうかはわかりません。

もっとも、東大病院におまかせしたのだから、これらの治療法を選ぶことはできませんし、選ぶ気もありません。

抗がん剤治療を終えて虫法要に参加できた

前述したように、検査のための入院から、退院せずに1回目の抗がん剤治療を始めることになりました。

その際、中川さんから、抗がん剤を1回やってみて、「これはつらすぎる」と思ったら、やめればいいと言われていたので、とにかく1回はやってみることにしました。

ところが、実際に抗がん剤が始まってみると、まったく副作用がなく、体がすごくラクなのです。

中川先生によると、これほど副作用が少ないのは、かなり珍しいケースらしいのですが、つらいと感じることは何もありません。食事が摂れなくなることもありません。病院の食事はおいしくないけど、食欲もまったく変化がないのです。

これなら、抗がん剤を4回続けることができるかもしれません。次の抗がん剤まで3週間あけるので、虫法要にも行くことができそうです。

ところが、3日間の抗がん剤が終わっても、東大病院は簡単に退院させてくれませんでした。

理由は、前述の白血球の減少です。食欲の低下とか倦怠感といった自覚症状は一切ありませんが、白血球の減少は起こっていました。

そのため、抗がん剤が終わった後も入院が続きました。白血球の減少を抑える注射をしながら、毎日血液検査を受けていました。

その数値をもとに医師たちは、僕が退院してよいかどうかを判断するのです。注射は効いているそうで、白血球も深刻な減り方ではないのですが、感染症のリスクを考えると、簡単には退院させてくれません。

結局、退院できたのは、虫法要の前日の6月3日。ギリギリで虫法要に出席できることになりました。

虫法要には多くの方に集まっていただき、僕もみなさんにごあいさつをすることができました。

実は、虫法要のあいさつは、リモートでもよいといわれていました。でも、相手が虫とはいえ、亡くなったものたちへの供養をリモートでやるというのは、まったく納得がいきません。ですから、リモートでのあいさつだけは嫌だと言っていました。

このときのあいさつは、この後に掲載していますが、リモート参加云々のことも話しています。

それから、がんになったこともこのときに話しました。別に隠すことでもありませんし、仕事相手の方々にも知っていただいたほうがよいと思ったからです。

虫法要での養老先生のあいさつ全文

2024年6月4日　鎌倉・建長寺

私は昨日午前中、東大病院で血液検査を受けまして、担当の医者から病院を出てよろしいと言われ、出てまいりました。

実は今回の法要を仕切ってくれました、新潮社の足立真穂さんからは、リモートでの出席でもよいと言われていました。

それを聞いたときに、「リモートは絶対に嫌だ」と思ったので、どうしても法要に出たいという話をドクターたちに申し上げたところ、何とか出してくれましてね。

ちょっと自分の病気の話をしたいと思います。年寄りは病気の話をしたがるもので、それはよくないとは思うんですけど、ある程度正確なことをお伝えしておこうと思って話すことにします。
実は4月のはじめ頃から、肩がこるようになりました。もともと虫の標本をつくったりするので、じっとしている時間が長く、肩がこるんですね。そのときは右肩がかなりこって、娘にもんでもらったりしていたんですが、4月末が近づく頃になってもよくなりません。

学生の頃に習ったのが、何か軽い症状が続いている場合、1週間たって悪くなっているときは、病院に行ったほうがよろしい。何でもないものだと、1週間たてばだいたいたい症状が消えてしまうか、よい方向に変化するものだと。
今回は1週間たっても、肩こりがひどくなる一方なので、4月30日に、東大病院の検診に行くことになりました。

まず放射線科の中川さんのところに行きました。娘があらかじめ中川先生に連絡してくれて、「ちゃんと診てください」と言ったらしいんです。中川さんは、困ったような顔をして、「ちゃんと診ているんですけどね」と（笑）。

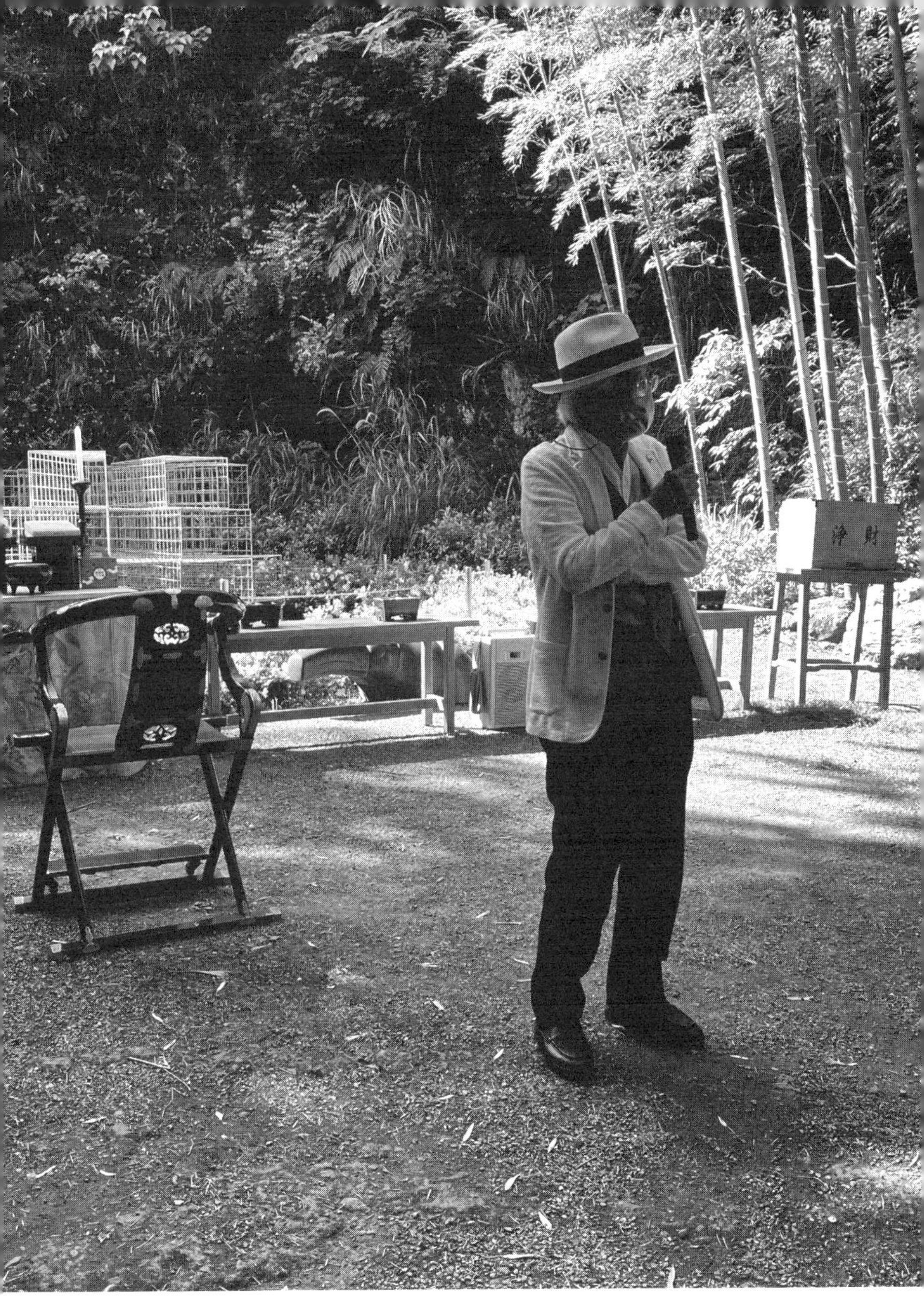
浄財

肺のCTを撮ってもらったら、肺がんが見つかりまして。大きさは3㎝ちょっと超えるぐらい、ステージⅡのBといわれました。

一番の問題は、とくに肺がんというのは脳に転移することが多いというのです。転移があると大変なんですよ。私の場合は、そういうものが一切なく、リンパ腺の転移もないということでした。

とりあえず、入院して検査をしました。細胞も取って。いわゆる生検というやつですね。それで正体を確かめたところ、小細胞性の肺がんということがわかりました。これは現在では治療法がかなりはっきりできているので、抗がん剤の点滴を5月16日から3日間やりました。

抗がん剤は相当な副作用があるというので、その後の経過を昨日まで診ていました。昨日の血液検査の結果が悪いと、外に出られなかったんですけど、その結果が大変よいということで、やっと釈放してもらいました。

まだ治療は終わりではないので、また6月10日に病院に戻って、もう1度抗がん剤をやることになっています。

なにしろ、この歳ですから、完全に治すとか、そういうバカなことは考えておりません。なんとか持てばいい。どっちみち何かで死ななきゃならないんですけど、わかっているほうがまだいいかなと。

そういう状況なので、「さっさとくたばってしめえ」というわけじゃないんですけど、まだしばらくは持つんじゃないかと思っています。

私が死ぬ確率は、今ここにおられるみなさん方の死ぬ確率とほぼ同じじゃないかな。私は歳が歳ですからね。

確か、二葉亭四迷というのはペンネームで、「くたばってしめえ」だったそうです（笑）。

そういうこともありますが、とりあえず今は元気にしています。また来年もよろしくお願いします。

※本文は読みやすくするため、文意を変えない程度に若干の編集を加えています。

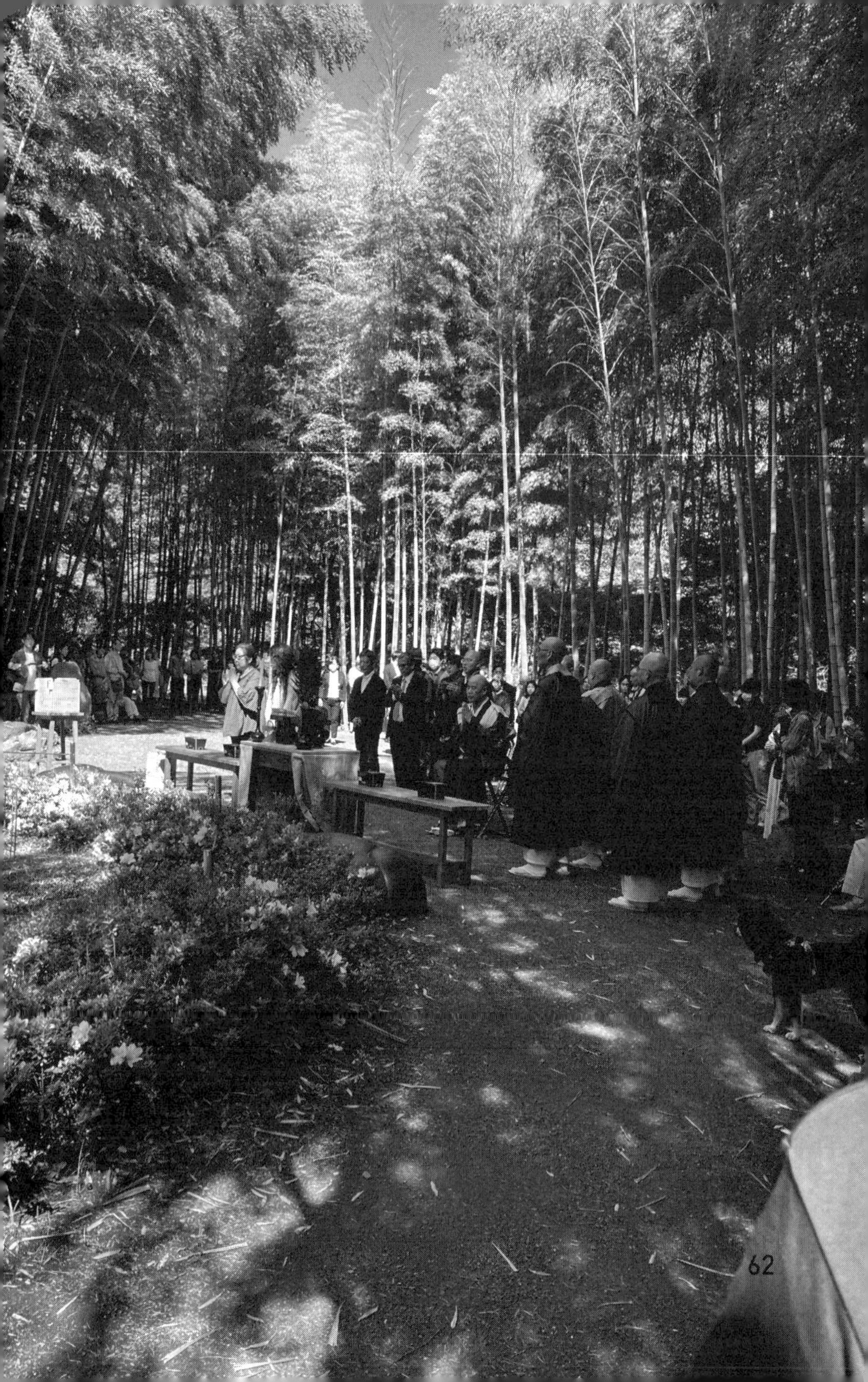

第2章

養老先生、抗がん剤治療を受ける

心筋梗塞から4年、肺がんで再び入院

中川恵一

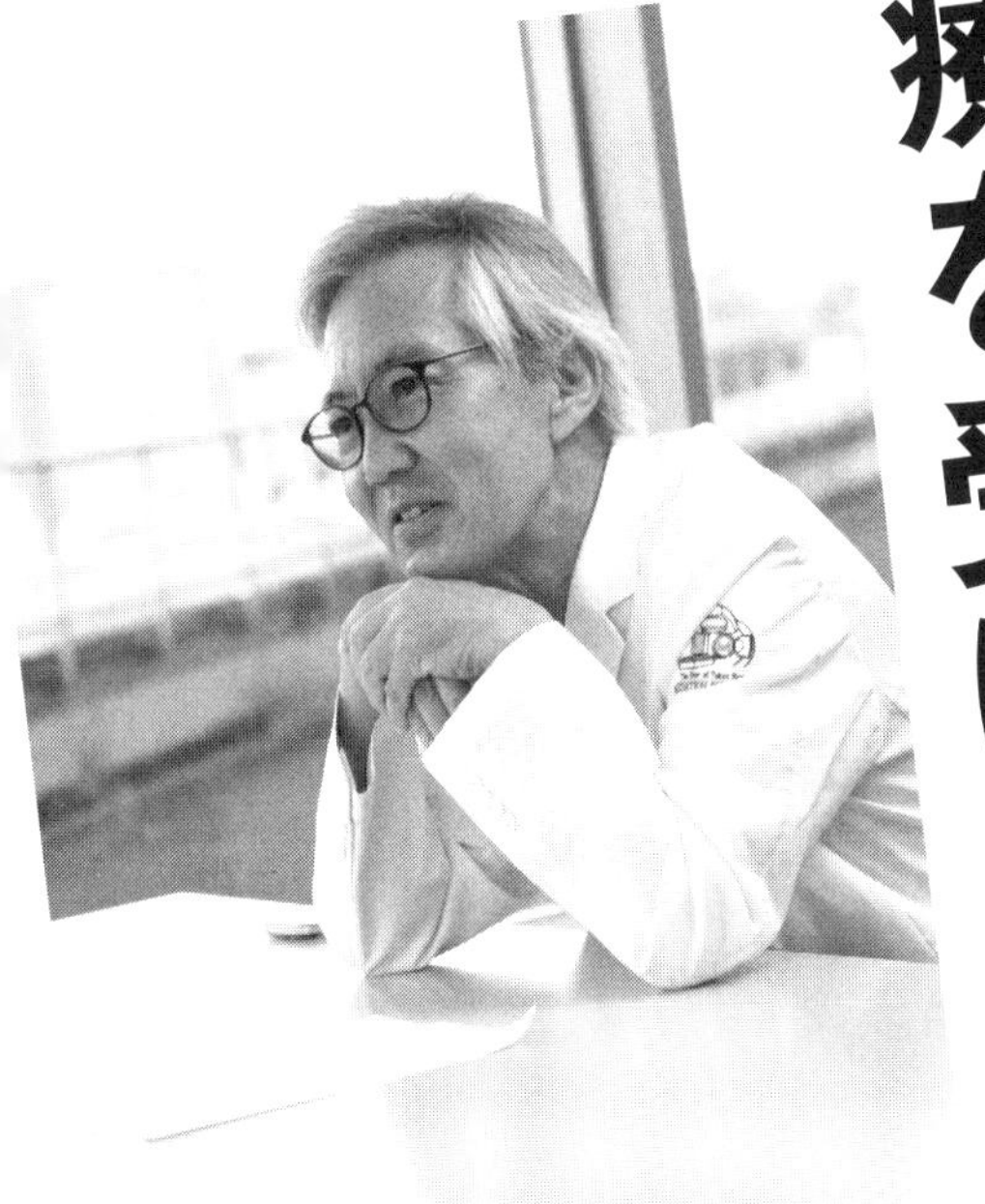

４年ぶりに肺のＣＴを撮る

わが恩師でもある養老孟司先生が、２０２０年、心筋梗塞で東大病院に入院されました。そのいきさつを２人で『養老先生、病院に行く』に、その後の様子については、続編である『養老先生、再び病院に行く』に著しました。

どちらの本も好評をいただきましたが、さすがに3冊目はないだろうと思っていました。なぜなら、病院嫌いだった養老先生が、東大病院に3カ月に1回、心筋梗塞の原因となった糖尿病などの定期検診に来られるようになったからです。

一時、来られなくなった時期があり、そのことも本に書いていますが、それからは3カ月おきにきちんと来院されています。

23年11月、養老先生のYouTube公式チャンネルの「養老先生、定期検診に行く主治医 中川先生と語る ～医療と健康の話～」という番組がアップされました。養老先生が定期検診で東大病院に来られたときに収録したものです。

そこで私は、いささか皮肉まじりではありましたが、あれほど病院が嫌いだったのに、3カ月に1回病院に来られるようになったのは、どのような心境の変化があったのか？　と質問しました。

それに対して養老先生は、東大病院は「昔から知っているところですし。病院が変わったというよりも、自分が変わったというのはありますから。そういうのを実験というか、観察というか……」と笑いながら答えていました。

このように言われると、私を含めて東大病院の医師や看護師などのスタッフが試されているような気もします。おそらく、病院嫌いは今も変わっていないと言いたいのでしょう。

また、この番組の中で、今回の養老先生の病気に関わる重要な対話があるので、それを文字起こししたものを掲載します。

養老　病院で検査していただいてね。今日も内科の先生におほめいただいたんですけども、(何も)問題がないということで……。最初の頃は、「じゃあ、何で死んだらいいんですか？」と(先生に言っていました)。

中川　今のところ見当たらないですね。がんもなさそうですしね。

養老　まあ、（がんが）あってもしょうがないでしょう。この歳では。

中川　早期発見なんかは、養老先生は関心がないと思うので、別にあれですけども……。たまにCTなんか撮られてもいい気がします。

このとき私は、肺のCTを想定していました。養老先生は20年に肺のCTを撮っています。そのときに、がんは見つかりませんでした。今回、肺のCTを撮ることになったわけですが、4年ぶりのことでした。

CTでわかった肺がんと肺気腫

肺のCTを撮ったのは、24年4月30日の定期検診のときでした。なぜそのとき、CTを撮ることになったのかというと、養老先生のお嬢様の暁花さんから、電話をいただいたことがきっかけです。

暁花さんは鍼灸師の資格を持っていて、鍼灸の仕事もしています。医者ではありませんが、普通の人よりも体のことをよく知っています。

暁花さんによると、養老先生はずっと「右の背中が痛い」と言っていたそうです。肩こりのような痛みではなく、内臓疾患も疑われるので、今度の定期検診のときに詳しく診てほしいと言われたのです。


背中に痛みがあるとすれば、肺がんが肋骨に浸潤している可能性もあります。さっそく、肺のCTを撮ってもらいました。結果は予想どおり、肺に腫瘍が映っていました。また、肺気腫も4年前より進んでいました。

CTの肺の画像を見ると、肺気腫は息切れなどの症状が出てもおかしくないくらい進んでいます。

肺気腫の原因のほとんどはタバコですから、このまま吸い続けたら、いずれ息切れなどの症状が出てくるでしょう。同じような画像の人でも、症状が出る人もいれば出ない人もいます。その意味では養老先生はラッキーだったといえます。


肺がんについてもラッキーでした。がんはある程度大きくならないと自覚症状はありません。自覚症状があった場合、がんは相当進行しているのが普通だからです。

ところが、養老先生のがんは、肋骨に浸潤していました。このため、背中に痛みが出ていたのです。もしも、がんが肺の真ん中で大きくなっていたとすれば、痛みは出ないので、この段階で発見するのは難しかったでしょう。

小細胞がんか、非小細胞がんか？

肺がんは、非小細胞がんと小細胞がんに大きく分けられます。CT画像を見ただけでは、養老先生のがんがどちらなのかはわかりません。

非小細胞肺がんは、早期であれば手術か放射線で治療します。ちなみに、非小細胞肺がんの放射線治療（定位放射線療法）は、手術と同じくらいの治癒率です。

これに対して、小細胞肺がんは増殖のスピードが速く、転移もしやすいため、治療は抗がん剤が中心になります。

どちらかを判定する材料の1つとして、腫瘍マーカーの血液検査を行います。腫

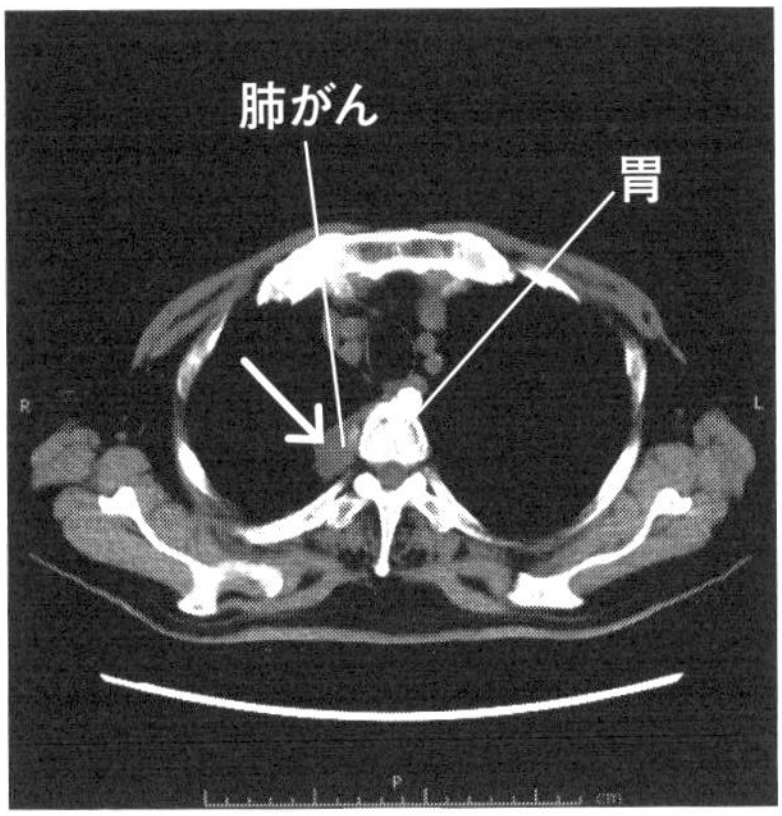

抗がん剤を始める前（24年4月30日）の養老先生のCT画像。肺がんが骨に達している

瘍マーカーとは、がんができると血液中に増える物質を調べる検査です。さまざまな腫瘍マーカーがあります。

CEAはいろいろながんの腫瘍マーカーですが、肺がんにもよく用いられます。CEAの値が上昇する肺がんはおもに肺腺がんです。非小細胞がんの1つである肺腺がんは、現在肺がんの中ではもっとも多く、タバコを吸わない人にも多い肺がんです。養老先生もCEAの値が上昇していたので、最初は肺腺がんを疑いました。

一方、小細胞がんには、ProGRP（ガストリン放出ペプチド前駆体）という腫瘍マーカーがあります。

ＣＥＡは東大病院内で結果をすぐに見ることができます。しかし、Ｐｒｏ ＧＲＰは、院外に血液サンプルを出さないと検査できません。ですから、この結果を見るのは数日後になりました。

当初、ＣＥＡが上昇していたので、呼吸器内科の教授も、肺腺がんを予想していました。

しかし数日後、Ｐｒｏ ＧＲＰの値を見ると、かなり上昇していることがわかりました。非小細胞肺がんの可能性もありますが、小細胞肺がんが強く疑われるということになります。

大腸がんの転移がんという疑いも

この時点で、もう1つのがんの可能性がありました。それは、原発が肺がんではなく、体の別の部位にあったがんが、肺に転移した可能性があることです。

その可能性が疑われたのは、ＰＥＴ検査の結果からです。ＰＥＴは1回の撮影でほぼ全身のどこにがんがあるかどうかを調べることができます。ＰＥＴ画像を見ると、肺がんは認められますが、リンパ節などへの転移はありません。もしも養老先生の肺がんが小細胞がんだとしたら、これは非常に珍しいケースになります。

というのは、小細胞肺がんは転移しやすいからです。このことからも、非小細胞肺がんである可能性が高いと思われました。

ただ1カ所だけ、がんの疑いがある部位がありました。それが大腸でした。つまり、大腸にあるがんが肺に転移したということもありうるのです。

20年に心筋梗塞で入院したとき、養老先生のほぼ全身を調べました。大腸内視鏡検査も受けています。

その際、直腸ポリープが発見されました。しかし、養老先生はポリープを切除せずに放置しました。

ちなみに、このときは胃の内視鏡検査も受けていて、胃がんの最大の原因といわれるピロリ菌が発見されたのですが、養老先生は除菌治療をしていません。

これらのエピソードは『養老先生、病院へ行く』にも書かれていますが、いかにも養老先生らしいと思います。養老先生は、「予防的な治療」というものを嫌がるからです。

しかし、4年前に大腸ポリープを切除しなかったことが、今回めんどうなことになってしまいました。

PET検査は、がん細胞に集まってくる性質を持つブドウ糖を血管内に入れて行います。その反応が出たのが、肺と大腸でした。

どういうわけか、良性腫瘍であるはずの大腸のポリープは、高頻度でPET検査に引っかかることがあります。

それ以外の、たとえば胃のポリープは反応しません。ですから、大腸にPET反応が出たからといって、それが悪性腫瘍、すなわちがんだとは断定できないのです。

20年の内視鏡検査で見つかったポリープと、今回PETに反応した腫瘍を比較すると、ほとんど変化がありませんでした。

そのため、消化器内科の医師も、これはポリープで、がんではないだろうと言っ

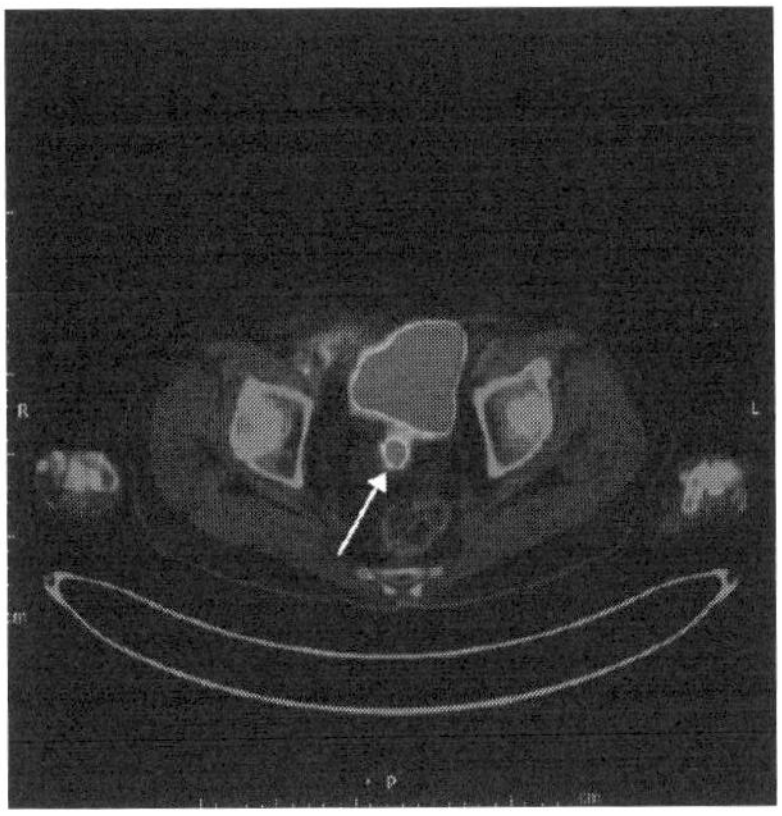

養老先生のPET画像。矢印の先が直腸で、腫瘍反応が見られる

ていたのです。

しかし、論理的な可能性としては、大腸がんの小細胞がんが肺に転移したということもありえないことではないのです。

それを確かめるには、大腸ポリープを内視鏡で切除しなければなりません。果たして、養老先生がこれを受け入れるかどうかも疑問でした。

大腸内視鏡検査を受けた経験のある方はご存じだと思いますが、検査の前にニフレックという下剤を2ℓの水に溶かして全部飲まないといけません。腸の中をきれいにして検査するためです。

養老先生は、このニフレックを飲むのがす

ごく嫌だったようで、20年に内視鏡検査を受けた後、私に「金輪際やらない」と言っていたくらいです。

消化器内科の医師もそのことを配慮し、ポリープが直腸にあることから、浣腸でも可能だと言っていました。そして、養老先生がニフレックの服用を嫌がるのであれば、浣腸をして検査することを提案しています。

しかし、どういう心境の変化かどうかはわかりませんが、養老先生はニフレックを飲んで、おとなしくポリープを切除されました。

切除したポリープの細胞を観察したところ、悪性腫瘍ではないことがわかりました。つまり、大腸がんが肺に転移したという疑いは晴れたわけです。

診断確定には「生検」が不可欠

これで、養老先生の肺がんは、小細胞がんか非小細胞がんかの2択に絞られました。小細胞がんを確定するには「生検」をして、がん細胞の組織を調べなければなりません。

そこで、養老先生に「生検をしましょう」と提案しました。養老先生も納得されて、5月16日に生検（CTガイド下肺生検）を行うことになりました。

生検は、がん細胞の組織を取るために、体の中に針を突き刺します。麻酔もしますし、体に負担のかかる検査です。そのため、養老先生は生検を嫌がるのではないかと、私は考えていました。

養老先生のがんが小細胞がんだとすれば、生検は必ずしなければなりません。細胞診の結果によって、使用する抗がん剤が決まるからです。

これに対して、肺腺がん（非小細胞がん）だった場合、ガイドラインに従ったやり方ではありませんが、必ずしも生検は必要ありません。

肺腺がんを予想して、生検でも肺腺がんの結果が出たのであれば、体に負担のかかる検査をした意味はほとんどなくなってしまいます。そのため、「肺腺がんと決め打ちをして、放射線治療をしますか？」ということも養老先生に話していました。

ProGRPの数値が低く、CEAだけが上昇しているのであれば、非小細胞がんの可能性が高くなるので、その選択ができたかもしれません。しかし、ProG

RPも高値だったので、どちらのがんの可能性も否定できなくなりました。

完治は望まず治療はテキトーに

生検の前日、5月15日早朝に、養老先生から私あてに、次のようなメールをいただきました。

「痛みで夜中に起きて、いま鎮痛剤を飲んだところです。このところ3キロ体重が増えるなど、体調全体はいいのですが、薬が増えて、何が何だかわからないので、とりあえず今日は鎮痛剤以外は飲んでません。6月4日の虫供養は這ってでも行こうと思っていますので、よろしくお願いします。肺の方はとくに完治は望んでいないので、テキトーにやってください。7、8月の虫展は家内の希望もあるので、なんとか8月末まで元気で頑張れたらと思っています。」

鎮痛剤は背中の痛みの治療薬です。薬をあまり飲みたがらない養老先生ですから、よほど痛みが強かったのでしょう。
治療に関しては「完治は望んでいないので、テキトーにやってください」と、いかにも養老先生らしい要望でした。

この時点での養老先生の希望は、6月4日の虫法要に出席することと、7〜8月に鎌倉で開催される虫展（蟲？？？ 養老先生とみんなの虫ラボ）を無事成功させることでした。虫展の最終日が9月1日なので、「8月末まで元気で頑張れたらと思っています」と書かれたのです。

生検の結果が非小細胞がんであろうが、小細胞がんであろうが、この希望だけはかなえてあげないといけない。このときの私はそう考えていました。

抗がん剤治療を受け入れてくれた

翌日、予定どおり生検が行われました。よく「生検は強い痛みがあるのではないか？」と言う人がいますが、麻酔をするので痛みはほとんど感じません。そのときの写真は第1章41ページに掲載されています。

生検で採ったがん細胞を観察することを細胞診と言います。細胞診の結果は、小細胞がんでした。

小細胞がんのおもな原因は喫煙。タバコを吸う人に多い肺がんです。養老先生はヘビースモーカーでしたから、その可能性は十分にあったわけです。

いずれにしても、小細胞肺がんであれば、当面の治療は抗がん剤で行うことになります。

私は養老先生が抗がん剤を受け入れるだろうか？　と考えました。というのは、養老先生は過去に、抗がん剤に批判的な発言をしていたからです。

そこで私は、1回だけ抗がん剤をやってみて、副作用がさほどきつくなければ、続ければよいし、「これをあと3回もやるのはつらい」と感じたのなら1回でやめて、放射線治療に切り替えてはどうか、という提案をしました。

養老先生の返事は、6月4日の虫法要に出席できるのであればという条件で、1回目の抗がん剤は行うことになりました。

がんを淡々と受け入れる養老先生

養老先生の肺がんは、小細胞肺がんと確定し、その標準治療である抗がん剤を、とりあえず1回やることになりました。それを、養老先生は淡々と受け入れていたように思います。

がんとわかった養老先生の心境は、うかがい知ることはできません。普通の人であれば、がんとわかると、それなりにショックを受けるものです。

膀胱がんを経験した私も、そうでした。もちろん、養老先生の小細胞肺がんと、私の膀胱がんでは悪性質が違うので比較できませんが、私もがんを宣告された直後は、頭の中が真っ白になりました。

精神科医、キューブラー・ロスの「死の受容モデル」というものがあります。余命があまり残されていない事実を告げられると、人は①否認→②怒り→③取引（神仏などにすがり、死を遅らせてほしいと願う段階）→④抑うつ→⑤受容の5段階のプロセスを経るというものです。

私の場合は、初期で見つかり、治癒する確率が高かったのですが、最初は「自分ががんになるはずがない」という否認や、「どうして自分ががんになったんだ、ばかやろう」といった怒りの段階は経験しています。


さらに、がんの場合は治療が終わったとしても、再発の恐怖がつきまといます。一般に、がんは「5年生存率」といって、治療が終わってから5年たって再発がなければ治癒したとみなします。私のがんも治療して5年以上経過しています。

しかし、一部のがんは5年で終わりではありません。たとえば、乳がんは十数年後に再発することがあります。

アメリカの歌手、オリビア・ニュートンジョンは、25年後に再発して亡くなっています。

膀胱がんもそんながんの1つで、10年たって再発する可能性があります。そのため、私は半年に1回、尿道から膀胱に内視鏡を入れて、再発がないか調べる検査をしています。なかなかツライ検査です。

がんは限局型で転移もまったくない

20年現在、肺がんの5年生存率は、非小細胞肺がんが47・7%、小細胞肺がんが11・6%です。

病期（ステージ）別の5年生存率は、非小細胞肺がんの場合、I期が84・1%、II期が54・4%、III期が29・9%、IV期が8・1%です。

これに対し、小細胞肺がんの場合は、I期が44・7%、II期が31・2%、III期が17・9%、IV期が1・9%となっています（ウェブサイト「肺がんとともに生きる」より）。

養老先生のステージはIIBとなっていますが、ステージはTとNとMの3つのカテゴリーの組み合わせによって決められます。

Tカテゴリーは、原発巣のがんの大きさや広がりの程度を示します。肋骨に浸潤している養老先生の場合、T3となっています。

Nカテゴリーは、胸や鎖骨のあたりのリンパ節への転移の有無を示しています。養老先生はNがゼロなので、これらのリンパ節への転移はありません。

Mカテゴリーは、離れた臓器やリンパ節への転移で、これも養老先生のがんはゼロです。

つまり、がんは肋骨に達して痛みが出るほど大きくなっているけれど、転移はまったくないということです。

さらに小細胞がんは、「限局型」か「進展型」による分類によって、治療法の選択が異なります。

限局型は、片側の肺や反対側の鎖骨の上のあたりまでのリンパ節にとどまっていて、胸水などの水がたまっていない状態を示しています。これに対して、限局型の範囲を超えて、がんが進行しているものを進展型と呼びます。

養老先生の小細胞がんは限局型と判定されています。限局型は、一般的には治療により治癒が望める段階とされています。

前述のように、II期の生存率は31・2%です。ただIIB期に限定した場合、どのくらい生存率が上がるかはくわしいデータがありません。

抗がん剤には副作用がある

養老先生の肺がんは限局型なので、治癒を目的として治療計画が立てられています。治療は「テキトーにやってください」というメールをいただきましたが、治癒が可能ながんなので、われわれとしては、テキトーに治療することはできません。

一般に若い人で心腎機能に問題ない場合は「シスプラチン＋エトポシド」という抗がん剤の組み合わせが標準治療になるのですが、高齢者や心腎機能低下がある人は「カルボプラチン＋エトポシド」を選択するのが一般的です。高齢であることから、養老先生は後者の抗がん剤が用いられています。

抗がん剤の点滴は、1日目はカルボプラチンとエトポシドをそれぞれ1時間、2日目と3日目はエトポシドを1時間点滴します（このほか、吐き気止めの薬や電解質補液の点滴も前後に行う）。

3日目の抗がん剤治療を終えたら、原則として3週間休み、全部で4回同じことを繰り返すのです。

抗がん剤は、がん細胞の分裂を止めて、やがて死滅させる薬です。ただ、がん細胞だけでなく、正常細胞にもダメージを与えてしまうので、副作用が現れます。カルボプラチン＋エトポシドの副作用には、吐き気・嘔吐や脱毛、手足のしびれ、間質性肺炎、感染症などがあります。

感染症は、白血球の減少により細菌やウイルスに感染しやすくなる副作用です。細菌やウイルスの感染を防ぐのは白血球の免疫細胞ですが、抗がん剤は白血球など血液細胞をつくる骨髄の働きを抑制するため、白血球の数が減少して、感染症にかかりやすくなってしまうのです。

がんと免疫の大事な関係

免疫というのは、ヒトの体の重要なしくみの1つで、細菌やウイルスだけでなく、

養老先生、抗がん剤治療を受ける

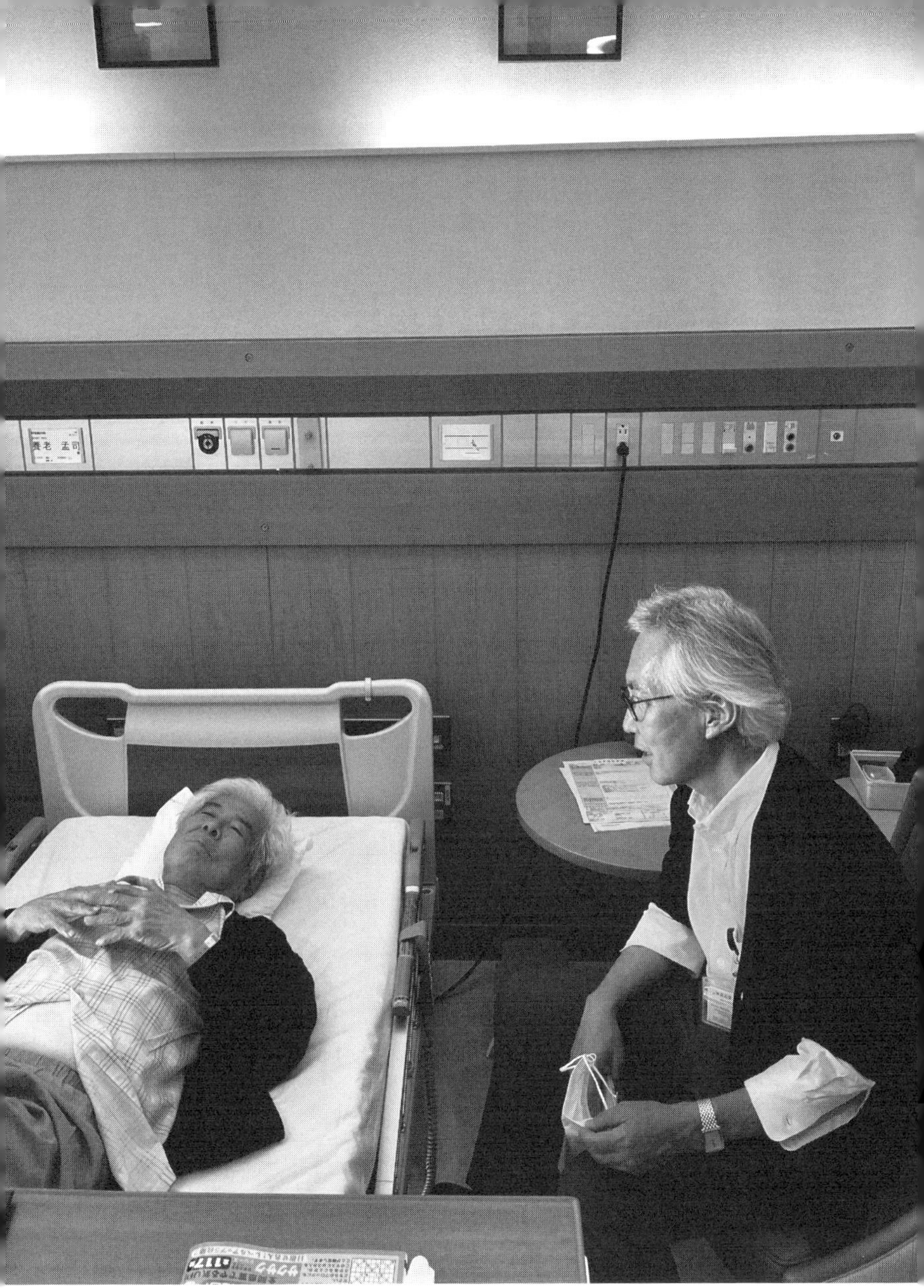

がん細胞も死滅させることができます。

よく、がんは細胞分裂する際、DNAのコピーミスが起こって発症すると言われています。

細胞分裂するときは、細胞内の遺伝情報が書き込まれたDNAがコピーされ、まったく同じ細胞がつくられます。その際、正しくDNAがコピーされなかった細胞が、できたてのがん細胞です。できたてのがん細胞は、1日に数千個生まれていると言われていますが、それらは免疫細胞によって死滅させられます。

ただ、がん細胞はもともと自分の細胞でもあるので、免疫細胞が取り逃がしてしまうことがあります。取り逃されたできたてのがん細胞が増殖して、画像検査で確認できるくらいに大きくなったものが、がんです。

養老先生にオプジーボは使える？

がんを免疫によって治療するのが「免疫療法」です。実は、これまでさまざまな免疫療法が試されてきました。

たとえば、患者さんの免疫細胞を外に取りだして、罹患しているがんの組織に合わせて「教育」し、再び体の中に戻す免疫細胞療法という治療法がありました。しかし、臨床試験を行ったところ、ほとんど効果はありませんでした。

最近話題になっている免疫チェックポイント阻害薬は、それらとはまったく異なります。オプジーボという商品名（一般名はニボルマブ）で知っている人がいると思います。18年、京都大学特別教授の本庶佑先生が、この薬の研究でノーベル医学生理学賞を受賞したのを覚えている人も多いのではないかと思います。それが免疫チェックポイント阻害薬です。

免疫にはアクセルとブレーキがあるのですが、いくらアクセルを上げても、ブレーキのほうが強かったら、免疫は十分に働きません。免疫チェックポイント阻害薬は、簡単に言うと、免疫のブレーキを外す薬なのです。

免疫チェックポイント阻害薬は、高い薬価のことばかり話題になっていますが、非常に有効な薬であることは間違いありません。

理論的には、全身の転移を防ぐ効果があり、臨床でも、転移のある肺がんが治癒した例が報告されています。

小細胞肺がんにも免疫チェックポイント阻害薬は適用可能です。ただし、今の養老先生には使う必要はありません。

基本的に免疫チェックポイント阻害薬が適用になるのは、がんが相当進行した場合です。

まずは標準である抗がん剤（シスプラチン＋エトポシド）と放射線で治療して、効果がなかったときには選択肢の1つとして考えられるでしょう。

吐き気などの副作用はほとんどなかった

養老先生の1回目の抗がん剤は、5月20日から3日間行われました。心配していた吐き気などの副作用はほとんどありませんでした。

私が直接聞いた話では、食欲が落ちるということもなく、体は楽だったと言っていました。

また、背中の痛みが少なくなったとも言っていました。それまで痛み止めを使っていたのに、必要がなくなったようなのです。

これほど体が楽なのであれば、4回まで抗がん剤ができるのではないかと期待が持てます。

もちろん、2回目も同じように副作用がないとは限りません。それに、今はまだ髪の毛がフサフサしていますが、いずれ抜けてくるのは間違いありません。1回目の抗がん剤がうまくいったからといって、同じように続けられるかどうかはわからないのです。

また抗がん剤は、3週間の休みをはさんで行われるので、順調に進んだとしても、トータルで3カ月以上かかります。抗がん剤のたびに入院するのも、養老先生にはわずらわしいことかもしれません。

そこで、この時点では養老先生に対し、2回目の抗がん剤まではやっていただき、それが終わったときに3回目、4回目をどうするか決めればよいのでは？　ということをお話ししました。

虫法要に養老先生を送り出す

もちろん、副作用がまったくなかったわけではありません。本人には感じることのできない副作用がありました。

それが骨髄抑制による白血球の値の低下です。前述したように、白血球が下がると、感染症のリスクが高くなります。

白血球が少なくなると、新型コロナウイルスやインフルエンザなどのウイルス性感染症はもちろん、肺炎球菌などの細菌性感染症にもかかりやすくなります。

養老先生は、6月4日の虫法要には、どうしても出席したいと言っています。5月20日からの抗がん剤の影響で白血球が下がった場合、6月4日にはまだ十分に回復していない可能性もあります。

そのため、1回目の抗がん剤が終わっても、養老先生は退院することができず、血液検査の結果を見ながら、退院の時期を検討することになりました。

骨髄抑制を抑えるジーラスタ（商品名、一般名はペグフィルグラスチム）という注射薬があり、これは養老先生にも用いています。

この注射により、養老先生の白血球の数値は上昇しました。さらに採血も頻回に行って、退院が許可できるかどうかを見ていきました。

医者は病気を治すことだけでなく、患者の希望をかなえてあげることも大事な仕事です。

「虫法要のための退院」と聞いたら、普通の人なら「バカじゃないか？」と思う人もいるでしょう。口には出さないけれども、心の中ではそう思っている医者がいるかもしれません。

でも養老先生にとって、毎年行っている虫法要は大事な行事の1つです。本人がそれに出席したいと言っているのですから、かなえてあげるのは、医者たちにとっても大事な仕事です。

ただし、白血球の数値が十分に回復しないなど、外出したら命の危険があるような場合には、本人がどんなに退院したがっていても、医者は止めなければなりません。

毎日血液検査を行いながら、白血球の数値の推移を見て、養老先生の医療チームが退院の許可を出したのは、6月3日、虫法要の前日でした。養老先生は、そのいきさつを虫法要のあいさつ（57ページに掲載）でもおっしゃっていました。

これまで、どちらかというとワガママだった養老先生でしたが、今回はわりあい素直に治療を受けていただいたと思います。

その理由として、今回は家族の心配を無視できないということと、東大病院が変わったことがあると思います。

養老先生がさんざん批判していた東大病院が、どのように変わったのか。それは第4章でくわしくお話しすることにしましょう。

第3章

抗がん剤をしながら念願の虫展開催

昆虫から自然について学んでほしい

養老孟司

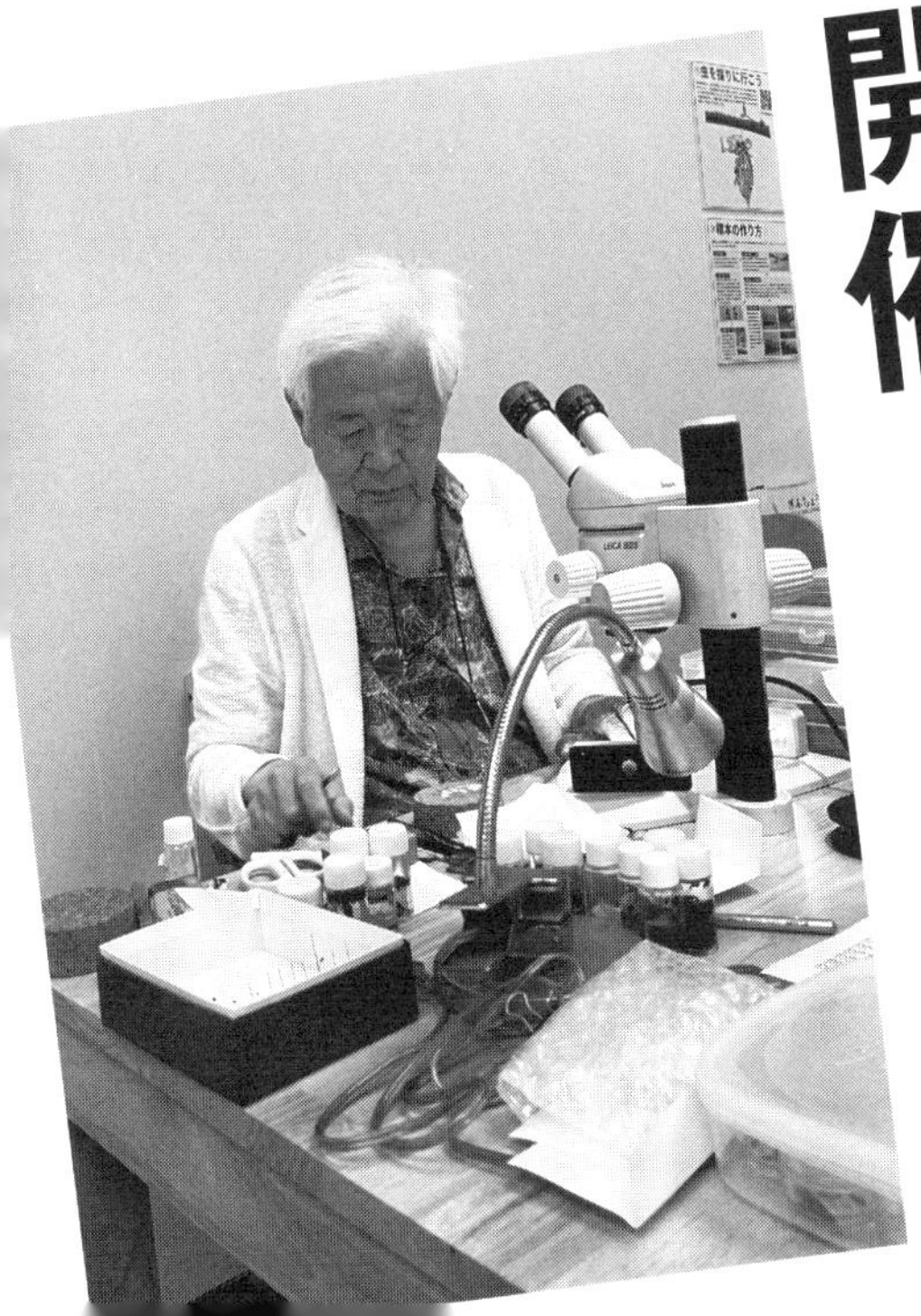

お腹を壊して抗がん剤治療が延期に

虫法要のあいさつで話したように、6月10日に入院して、翌日の11日から2回目の抗がん剤を始める予定でした。

ところが、10日に入院はしたものの、下痢などの症状があり、抗がん剤は延期になってしまいました。

実は、入院する前からお腹の調子はよくありませんでした。腹部CTを撮ったところ、軽い腸炎の症状が見られるとのことで、感染性の腸炎と診断。消化器内科から整腸剤を出してもらいました。この治療が終わらないと、2回目の抗がん剤は始めることができません。

お腹を壊したのは、抗がん剤が影響していますが、直接の副作用ではありません。抗がん剤の副作用で白血球が減って免疫が落ちていたので、普段なら感染しない細菌に感染してしまったのでしょう。いわば副作用の副作用です。

前回は白血球の数値が十分回復しないため入院が長引きましたが、今回は腸炎の治療のために入院が長引くことになってしまいました。

入院中でも、これから出る本のゲラ（校正刷り）に朱字を入れるとか、読書をすることはできます。

病院での読書は、もっぱら電子書籍です。紙の本は横になって読むと重いので、電子書籍のほうがラクなのです。

取材に来ていた編集者が、僕が電子書籍を読んでいるのを見て驚いていましたが、僕の電子書籍歴は長く、キンドル（電子書籍を読むタブレット）が出始めた頃から愛用しています。

最初の頃のキンドルは、今使っているものよりも画面が大きくて、それが好きでしたが、今はずいぶん小さくなってしまいました。まあ、電子書籍は文字を大きくすることもできるから、それほど困ることはありませんが。

ちなみに、僕は利用していませんが、最近は音声の本（オーディブルなど）というのもあります。家事をしたり、運動をしながらでも、これを利用して本を読むことができます。読書のしかたも多様化しています。

不思議なほど副作用がなかった

結局、2回目の抗がん剤が始まったのは、6月18日からでした。当初の予定から、1週間遅れになってしまいました。

点滴のバッグは1日3回取り替えます。1回目と2回目は抗がん剤が入った点滴で、2時間かけてゆっくり体に入れます。

3回目の点滴は生理食塩水で、これも2時間。体内に残った抗がん剤を早く体の外に出すために行うようです。

薬を入れているのですから、体に何の変化も起こらないはずはありませんが、点滴をしていると、なんというか、よい気持ちになります。

1回目もそうでしたが、2回目もほとんど副作用を感じませんでした。人によって

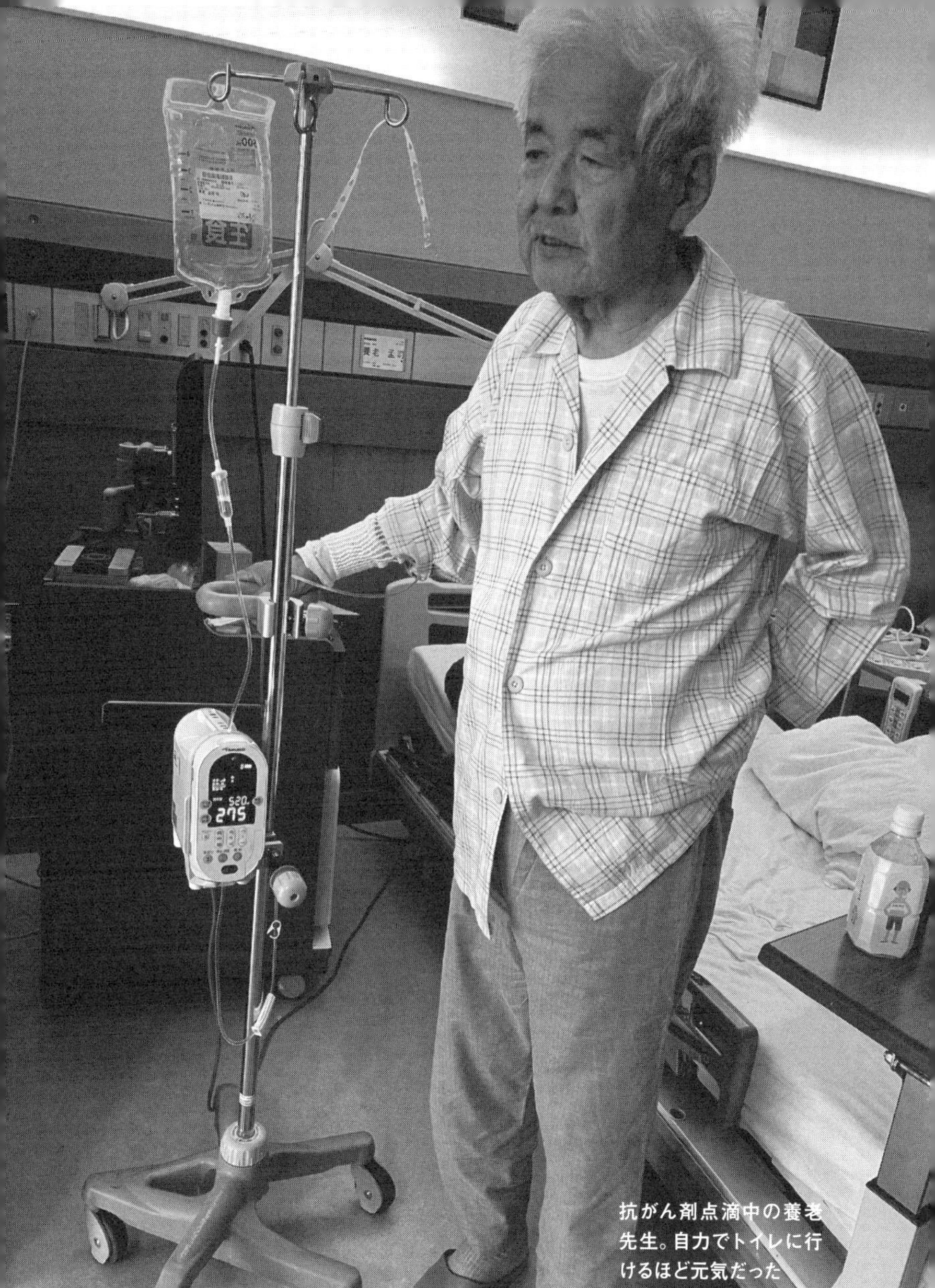

抗がん剤点滴中の養老先生。自力でトイレに行けるほど元気だった

いろんな副作用を感じるようですが、僕はそういうのがまったくなく、体がすごくラクでした。

中川さんは、抗がん剤の副作用がきつければ、最後までやらなくてもよいと言われましたが、これなら最後までやれそうな気がしました。

「蟲？？？ 養老先生とみんなの虫ラボ」開催

2回目の抗がん剤も、治療しているのかしていないのかわからないうちに終わると、虫展（蟲？？？ 養老先生とみんなの虫ラボ）の開催が近づいてきました。

初日は7月8日。鎌倉文華館 鶴岡ミュージアムの展示室には、チョウやカミキリムシなどの約60箱の昆虫標本が展示されました。そのうち20箱ほどは、僕が世界各地で集めたゾウムシの標本です。

ブータンで見つけた新種のゾウムシや、中学生のときに鶴岡八幡宮の境内で見つけたボウサンゾウムシなども展示しました。

また、アーティストの虫作品や、虫の特殊撮影映像、虫の音、虫のにおいなどの体験型展示も行いました。
虫展開催の趣旨については、展示室に次のような文言を掲げました。

蟲展です。

令和六年の七月から八月に、子どもたちの夏休みに合わせて、鶴岡八幡宮の文華館をお借りして、私の昆虫のコレクションを中心に、虫展を開催することにいたしました。

なによりまず次代を担う子どもたちと保護者が、現在危機的な状況にある昆虫を代表とする自然に触れて、自然への理解を深め、将来の世界をどう作るかに向けて、より深い学びと洞察を得る機会になれば、と考えたからです。虫は身近に見られ、子どもにとってはとても親しい生きものです。しかもじつにさまざまな種類があって、生物の多様性を実感できる良い実例です。

私の子ども時代には昆虫はいたるところに有り余るほどいたのですが、1990年から2020年までの間に全世界でその七割から九割が減少したことが知られ、

「昆虫絶滅」という書物が出版されているくらいです。こうした状況を含め、昆虫の世界の在り方を単なる情報ではなく、実感として体で感じてもらうために、子どもたちを対象とした野外活動を続けてまいりましたが、それをさらに進めるために、今回は自分自身の活動を集約して皆様に周知していただく展示を考えました。

昆虫だけが自然ではありませんが、生態系の大きな要素として、植物や菌類、他の動物との関係も深く、昆虫なしには地球上の生命の維持は考えられません。私自身小学生の時から八十六歳の今日に至るまで、昆虫の世界を探求してきて、飽きることがありません。自然は奥が深く、それをただ言葉で伝えるだけではなく、実際の姿と私自身の実感をさまざまな形でぜひご紹介したいと考えました。

世界中で虫が激減している

世界中で昆虫がいなくなっていることは、折りにふれて書いていますが、理由はわかっていません。

昆虫は食物連鎖のかなり下のほうにいますから、虫がいなくなると次に鳥が減って

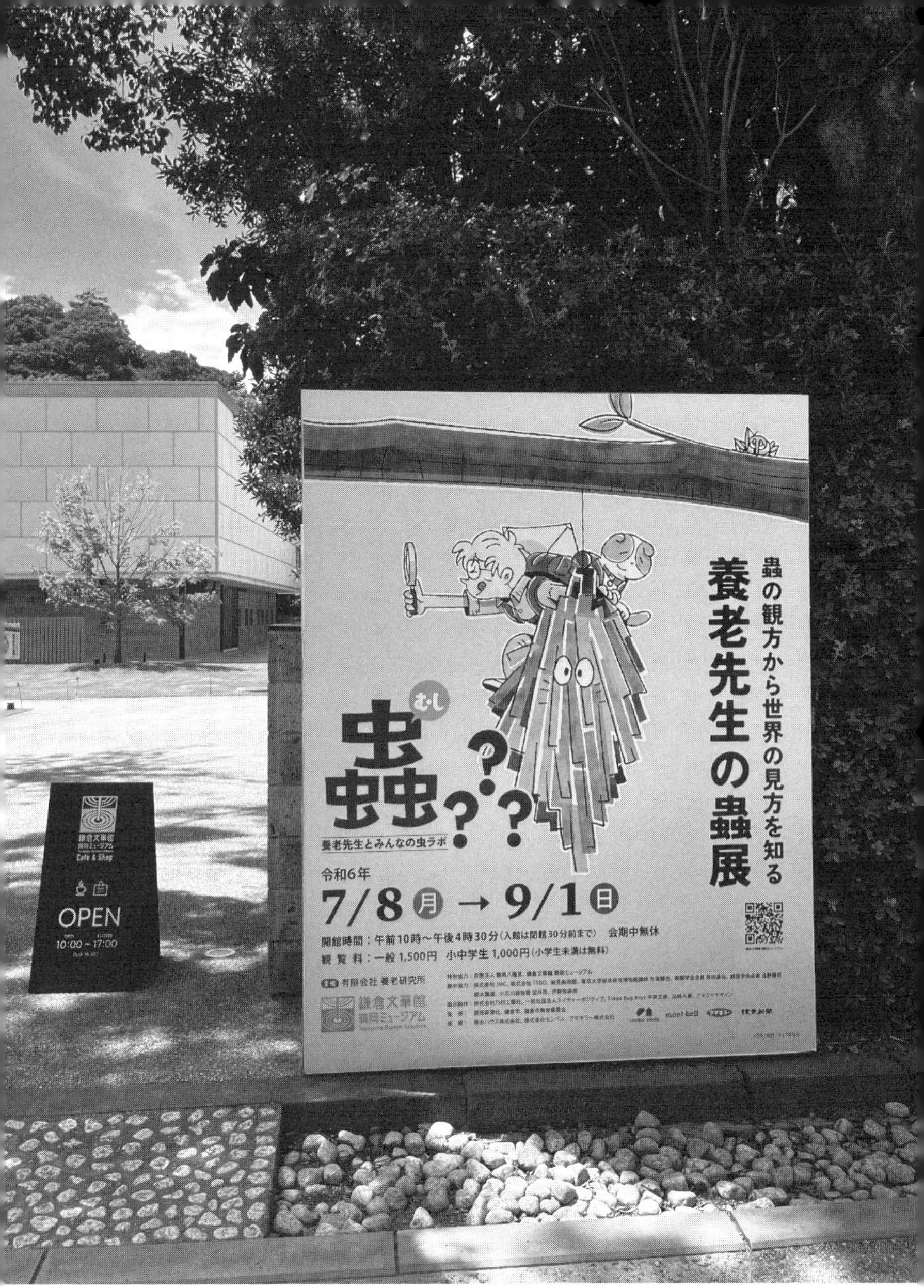
蟲の観方から世界の見方を知る
養老先生の蟲展
蟲《むし》？？？
養老先生とみんなの虫ラボ
令和6年
7/8 月 → 9/1 日
開館時間：午前10時～午後4時30分（入館は閉館30分前まで） 会期中無休
観覧料：一般1,500円 小中学生1,000円（小学生未満は無料）
主催 有限会社 養老研究所
鎌倉文華館 鶴岡ミュージアム
mont-bell
鎌倉文華館 鶴岡ミュージアム
Cafe & Shop
OPEN
10:00～17:00

くるでしょう。ツバメが口をあけて飛んでいても、虫が入ってこなくなってしまうかもしれません。

子どもの頃に捕った虫を鎌倉の同じ場所で探していても、なかなか見つかりません。虫好きの人なら、誰でも虫が減ったことを実感していると思います。

オオカバマダラというチョウは、どのくらい減ったかわかっています。アメリカのチョウですが、メキシコで冬を越して、春になるとシカゴあたりまで北上し、秋になると一斉に帰ってきます。

それをアメリカのアマチュアが数えていたのです。メキシコの越冬地でオオカバマダラの数を数えたら、1989～90年では2000万匹だったのが、2019～20年には、3万匹になっていたと言います。

虫が激減しているといわれても、多くの人はピンとこないでしょう。とくに都市に住んでいる人には実感できないのではないでしょうか。

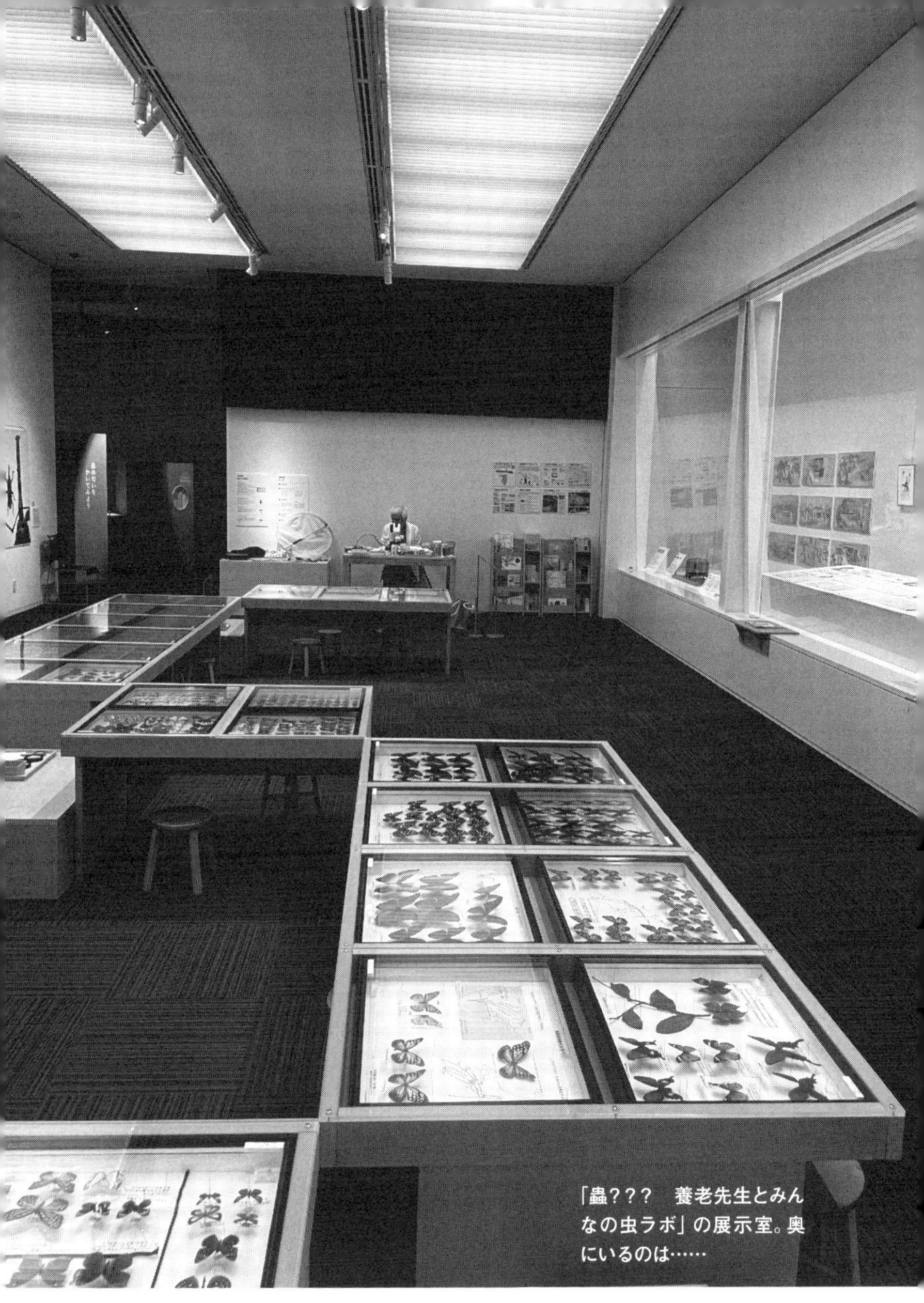

「蟲???　養老先生とみんなの虫ラボ」の展示室。奥にいるのは……

都市はハエも蚊もゴキブリもいないのが住みやすい環境です。そんなところに住んでいる人たちが、生物多様性について語ることについて、僕は矛盾を感じます。言葉だけで生物多様性を語っても、現実を知ることはできません。そんな人たちに生物多様性と言っても、僕は無駄だと思っています。

たとえば、ドアを開けたら、アカハナカミキリが飛んできたとします。それで「夏が来た」と僕は思います。でも都市に住んでいる多くの人は、その虫がカミキリムシの一種であることも気づかないでしょう。

アカハナカミキリが発生するのは、夏の時期です。こういうことが見えていなければ、生物多様性という言葉も頭の中の概念操作だけになってしまいます。

生物多様性を実感してもらうには、自然に触れてもらうのが一番です。虫展を糸口に子どもたちに自然への関心をもってもらうのが、今回虫展を開催した企画意図の1つなのです。

虫展の僕の標本のコーナーは、箱根の僕の研究室を再現しています。そして、そのコーナーの一部には、僕の座る席もあり、顕微鏡で虫を詳しく調べたり、標本を

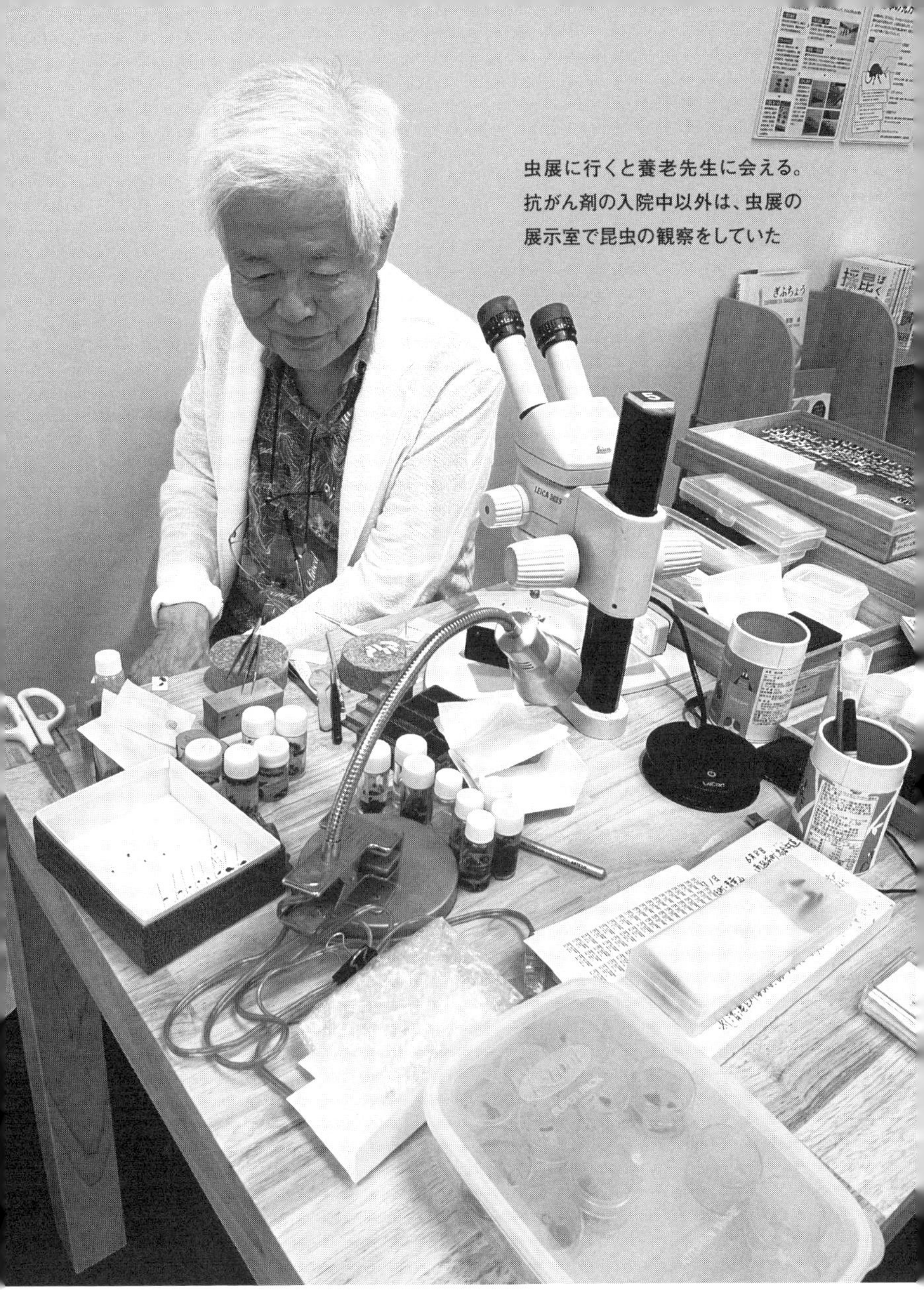

虫展に行くと養老先生に会える。
抗がん剤の入院中以外は、虫展の
展示室で昆虫の観察をしていた

つくったりできるようになっています。

虫展の開催中、東大病院に入院しているとき以外は、朝9時から夕方の4時まで、そこに座って虫の観察をして、来館者の質問にも答えました。

がんでなくても何かで死ぬ

中川さんは、がん検診をすすめています。一方で、がん検診は無意味だという医者もいます。

22年に亡くなった近藤誠さんも、その1人です。彼はがん検診どころか、がんの治療も基本的にはしないほうがよいという立場でした。

ちなみに近藤さんの死因は、がんではなく心臓病。私も経験した心筋梗塞だったようです。

僕もがん検診を受けたことは一度もありません。80歳代といえば、がんの1つや2つあってもおかしくない年齢ですが、「調べなければがんはない」と、いつも言

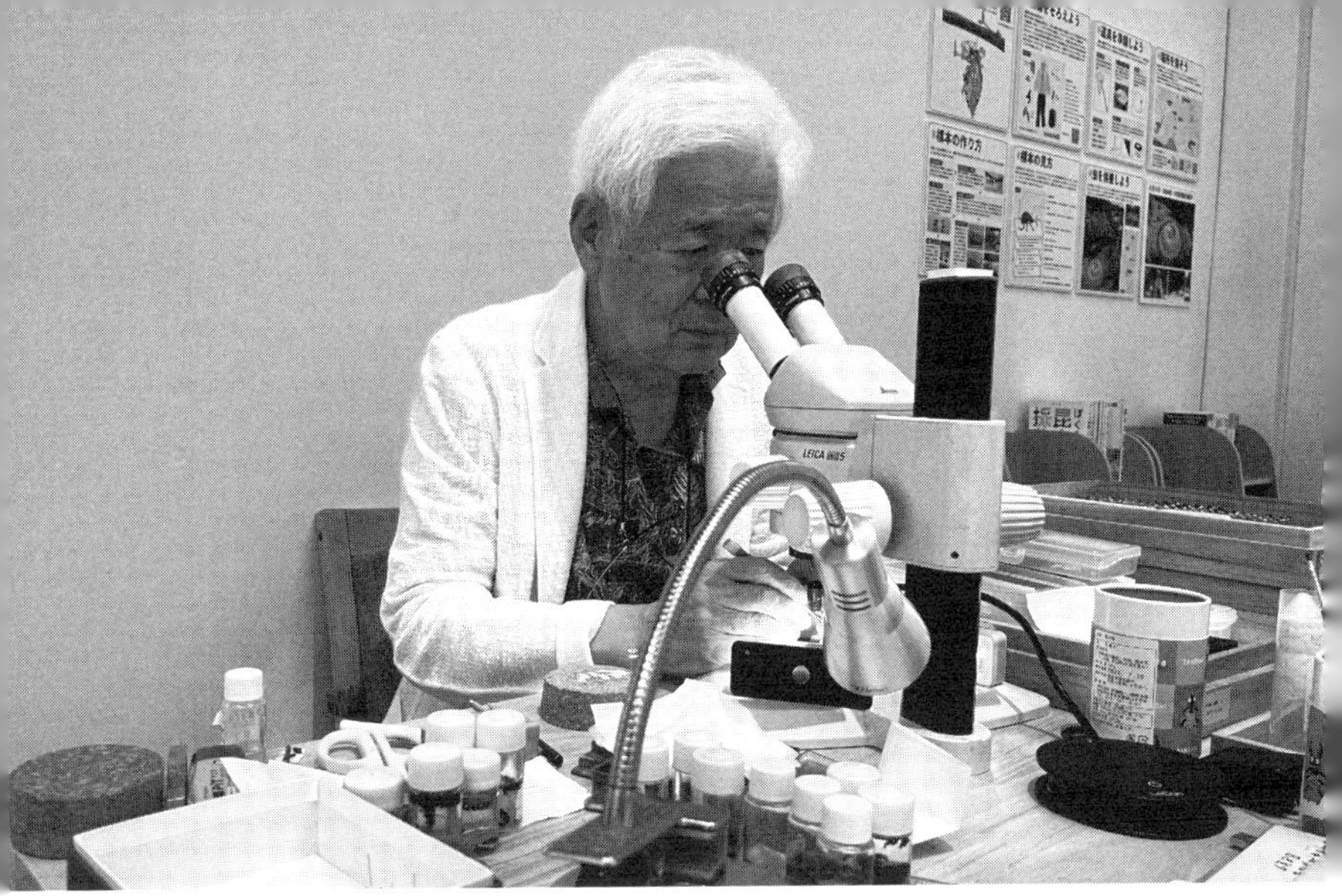

っていました。

僕はタバコを60年以上吸っていたので、肺がんになるリスクが高いのは言うまでもありません。

4年前、心筋梗塞で東大病院に入院したときに撮った肺のCTでは、肺気腫の所見は見られたものの、肺がんはありませんでした。

23年秋に収録したYouTubeの番組で、中川さんと対談したのですが、そのとき、「たまにCTなんか撮られてもいい気がします」と言われました。僕は20年に入院してから、3カ月に1回、東大病院で定期検診を受けているので、そのついでにCTを撮ったらどうかという中川先生の提案でした。でも結局、がんがわかるまで肺のCTを撮ることはありませんでした。

がんがわかったのは、背中に強い痛みがあり、その検査のために肺のCTを撮ったからです。

見つかった以上、何らかの治療をしなければ家族は納得しません。それで、今回は治療することになったわけです。

もっとも、がんにならなかったとしても、心筋梗塞で死んでいたかもしれませんし、肺炎やコロナで死んだかもしれません。いずれは何かで死ぬのですから、心配ばかりしていてもしょうがありません。

がんは自分の細胞が変異したものです。いわば自分の一部。ですから、自分の体の中に悪い要素ができたというよりも、自分の子どもが悪さをしているような感じがします。

よく、がんになった人が、「がんと戦う」とか言いますが、自分を敵にしてもしょうがありません。せいぜい、暴れるのもほどほどに、と思うくらいでしょうか。

解剖学の先輩はがんで鬼籍に

がんと診断されて、まず思ったのは、解剖学の先輩たちのことでした。先輩たちはみんながんで亡くなられているのです。

恩師の中井準之助先生は肝臓がん、僕が学生として教えを受けた小川鼎三先生は前立腺がんでした。

僕は解剖学第二講座の教授でしたが、同じ第二講座の教授だった藤田恒太郎先生と細川宏先生は胃がんで亡くなりました。

僕が引き継いだ第二講座の先任だった大江規玄先生は肺がん、標本室の技官だった吉田穣君も肺がんでした。

細川先生は、天下の秀才と言われるほど優秀な人でしたが、44歳で亡くなられました。詩人でもあり、『詩集 病者・花—細川宏 遺稿詩集』は、看護学の教育にも使われていました。

当時はホルマリンなどアルデヒド系の固定剤（細胞構造を維持させる薬剤）を日

常的に使用していましたし、電子顕微鏡試料を包埋（薄い切片をつくるために組織より固いもので均等に組織を充填すること）するために、プロピレンオキサイドを使用していました。

いずれも発がん性物質ということで、退官後は毒性の少ない薬品が用いられるようになりました。

当時の薬剤を使い続けていたら、今なら労災が問題になるかもしれません。つくづく、昭和的だったなと思います。

ノーベル賞候補者の句碑

がんで思い出したことがもう1つあります。病理学教室や解剖学教室があった建物に、山極勝三郎先生が実験的にがんをつくったときの句碑があったことです。

山極先生は、新しい1000円札の顔になった北里柴三郎と同時代の病理学者で、人工がんのパイオニアとして知られています。

当時、がんの発生原因は不明で、おもな説の1つに「刺激説」がありました。山極先生は刺激説をとり、ウサギの耳にコールタールを塗りつける実験を繰り返し、大正4年（1915年）に、人工がんの発生に成功しました。

この研究によって、山極先生はノーベル生理・医学賞候補にもなっていましたが、それは実現しませんでした。

山極先生は俳人でもあり、人工がんの発生に成功したときのことを俳句に詠んでいます。

「癌出来つ　意気昂然と　二歩三歩」という句で、この句碑が東大の医学部二号館という建物に今もあります。

同じ場所には、病理学教室の創設を記念する文言が書かれた当時の解剖台も掲げられています。また建物の中には、僕がいた頃の「解剖学教室」（旧字体で書かれている）の看板も残っているようです。

医学部二号館は、東大の赤門の向かい側にありますが、僕と同い年、昭和12年（1937年）に建てられました。僕がいた頃も居心地のよい建物でしたが、やっぱり建物は自分と同い年くらいがよいと思います。

医学部二号館（現在の正式名称は医学部2号館本館）は、私が現役の頃も医学部本館として事務室があって、医学部の中心とも言える建物でした。

ちなみに、日本の大学でもっとも旧い学部は法学部で、二番目が医学部でした。東大法学部の前身となったのは大学南校（のちに理学部、文学部も）で、東大医学部の前身となったのは大学東校です。黎明期の東大は、法学部と医学部が合併して1つの大学になったのです。

日本の大学は、応用する学問が重視されました。一般的に社会に応用する学問としては法学が中心になりますし、医学も応用学です。

しかし、ヨーロッパの大学は理念そのものがまったく違い、大学や研究所などの総称である「アカデミー」に、応用学は含まれていません。

哲学や神学こそがアカデミーで学ぶべき学問であり、応用学というのは下に見られていたのです。昔の医学部の建物の話を聞いて、そんなことも思い出しました。

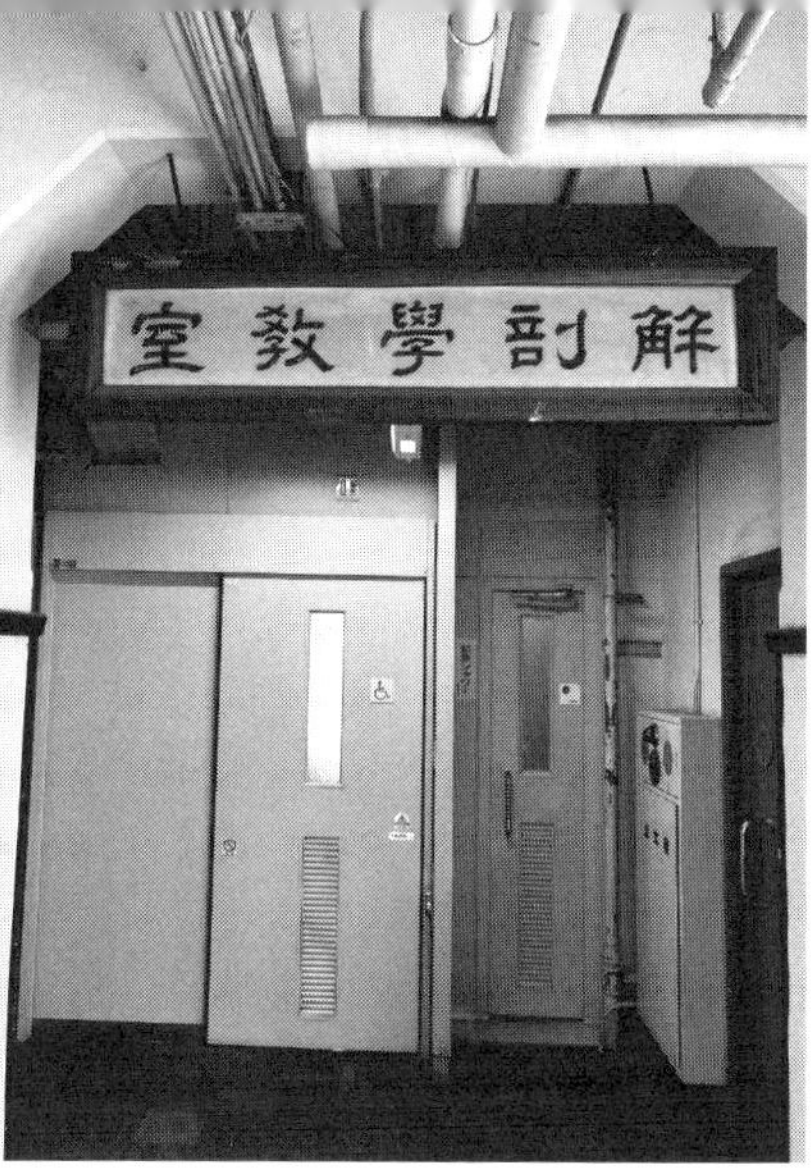

養老先生がいた頃の解剖学教室の看板。
かつての部屋はもうない

人工がんをつくった山極勝三郎先生の
句碑。「癌出来つ 意気昂然と 二歩三歩」

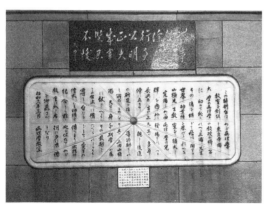

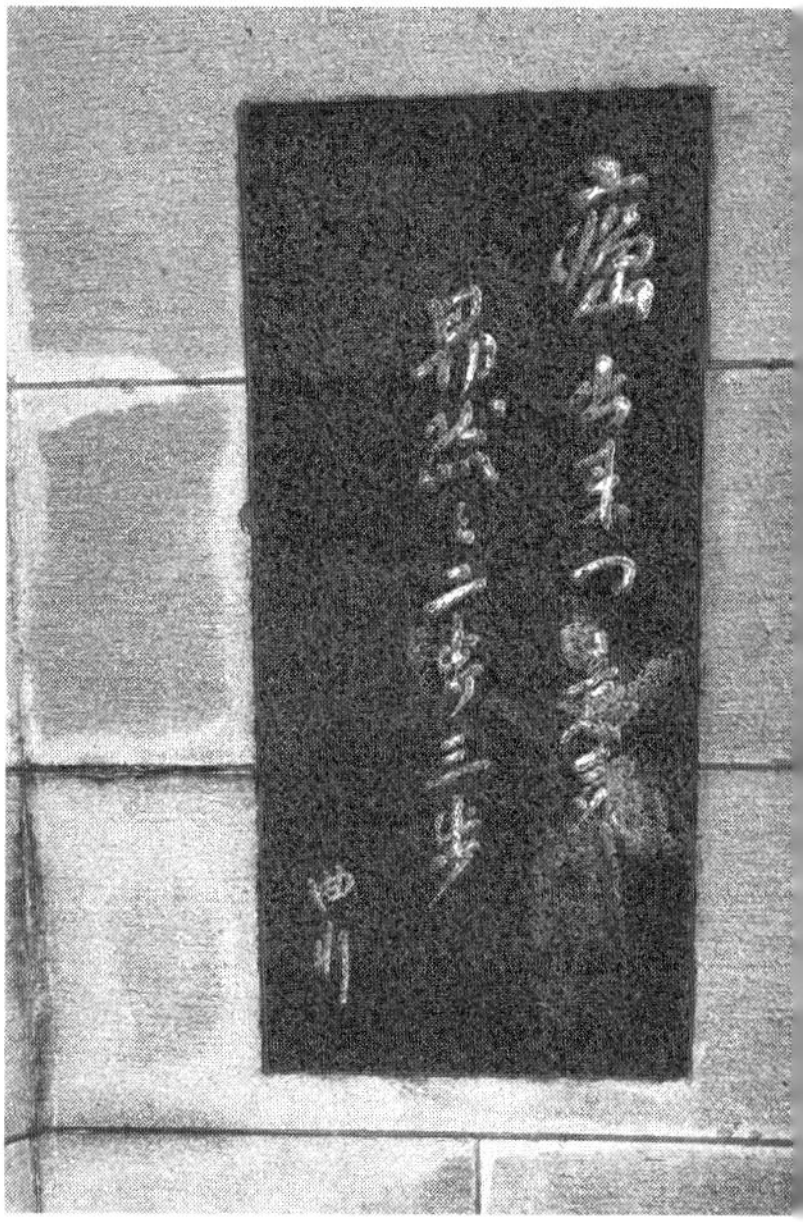

医学部の創生期に
実際に使われていた
解剖台に文字が書
かれている

文筆業は詐欺師なのかも？

僕が東大を退職して、30年くらいになります。それからは、ずっと文筆業が仕事の中心でした。最近、とみに考えることがあります。それは、文筆業というのは詐欺に荷担しているような気がするということです。

文筆で表現されるのは、言葉です。言葉は「仮想」であって、「現実」ではありません。

こんなことは昔から言われていますが、このズレというか矛盾について、みなさんはどのように考えているのでしょうか。

たとえば、「生きている」とか「死んでいる」とか言いますが、単に言葉でそう言っているのと、現実に医者が患者さんを診て、「生きている」「死んでいる」と言うのとでは、まったく違います。

そういう言葉と現実のギャップについて考えていて、自分が詐欺に荷担しているのではないかと最近考えているのです。

それを一番強く感じたのは、虫法要に「リモートで参加できませんか？」と言われたことです。

虫法要のあいさつでも述べましたが、そう言われた瞬間に、「リモートは絶対にやりたくない」と思いました。供養という行為は、リモートでするものではないと、僕は思っているからです。

供養とは何なのか。僕は般若心経のようなものだと思っています。般若心経の中に「色不異空 空不異色 色即是空 空即是色」というのがありますね。

「色《しき》」は色《いろ》です。世界には色《いろ》がついていますから、現実の物の世界のことを色《しき》と言っているわけです。

「空《くう》」はゼロという概念の1つの面を示しています。幾何学のゼロは、数として存在しないけれど、座標の原点であり、位置としては存在します。つまり、空間には「ある」けれども、そこには何も「ない」のが「空」です。

そして、色は空に異ならず（色不異空）と言っていながら、空は色に異ならず（空不異色）と言っています。

その後が有名な「色即是空」で、「空即是色」と続きます。「色」は「空」であり、「空」は「色」であると言っているのです。

私たちは物自体を認識することはできません。意識は物自体の世界には引っ越せないので、同じような世界を、言葉で頭の中につくりあげるのです。

色即是空と言葉の世界

われわれの認識はすべて言葉を通してですから、いったん言葉の世界に入ったら、逃げようがありません。

認識のことを、般若心経では、「色」「受」「想」「行」「識」の5つをあげて説明しています。

「受」は感覚入力。たとえば、「3＋2」と書かれたものが、とりあえず目に入ったのが「受」です。これを計算するのが「想」で、「5」という答えを出力するのが「行」です。

「識」は一般に「知識」と訳されていますが、僕は「受想行を意識している」ことだと考えています。

そして「受想行識」の前にあるのが「色」、物の世界です。「色受想行識」のことを「五蘊《ごうん》」と言います。

般若心経では「五蘊皆空」とあります。「色受想行識」のすべてが「空」だと言っているわけです。物の世界も認識の世界もすべて「空」なのです。

僕がどんなに言葉を選んでも、ピッタリだと思うことはありません。それなら、言葉を使うことをやめればよいのかもしれません。

本書の編集者にこの話をしたとき、「言葉のない猫のほうが楽に暮らせますかね？」という質問を受けましたが、それは比較のしようがありません。

僕はまだ文筆の仕事をやめないと思いますが、僕自身が言葉でないもので何か表現することもやっていかないといけないでしょう。

虫の供養というのは、その1つです。供養で伝えたいことは、言葉ではありません。鎌倉の虫展で表現したいことも、言葉以外のものを伝えたいからではないかと思っています。

言葉を離れると生き物がやってくる

僕が虫捕りをしているとき、頭の中で何かを考えるということはありません。言葉から離れているわけです。言葉から離れることを徹底していると、虫のほうから寄ってくることがあるような気がします。

ブレイクダンサーでもある小林真大君は、蛾の採集のためにラオスに住んでいます。

小林君は、ラオスの山の中に部屋を借りて、灯を点けて窓を開けっ放しにして、灯に引き寄せられてやってくる蛾を朝まで見ているそうです。

小林君によると、時折昼間山の中で、虫を探すときに体に力が入っていると見えないが、力が抜けていると見えるようになり、完全に抜けると虫の方から寄ってくるくらいになると言うのです。

同じようなことはC・W・ニコルさんも言っていました。彼が最初に来日したときにストレスを感じて、日本から逃げるようにアラスカの北極圏を放浪してカヤックに乗っているとき、ふと気付いたら、オーロラが見えて、アザラシが遊んでいるのが見え、頭や肩にカモメがとまったと言っていました。

いわゆる自然に近い状況にいると、そんなことが起こるのでしょう。「日本野鳥の会」の創立者である中西悟堂《なかにしごどう》さんもそんな経験をしています。

彼は僧侶で、歌人や詩人でもありますが、全国の山々を巡って、野鳥の観察を行うようになったということです。ちなみに「野鳥」という言葉を世に広めたのも、中西さんでした。

そんな中西さんが外出すると、頭や肩に鳥がとまるというのです。鳥のほうもわかるんでしょう。ヒトと鳥が通じる何かがあるのだと思います。

それでもう1つ思い出したのが、恐山の住職で曹洞宗の僧侶、南直哉《みなみじきさい》さんのエピソードです。

直哉さんが座禅の修行を始めた頃の話です。最初に座ったときは、野良猫が自分をよけて通っていたのに、5年ほどたつと、猫が座禅を組んでいる足を踏んで通るようになったそうです。最初はヒトを避けていたけど、寄ってくるようになった。猫のほうからヒトに近づいてきたということでしょう。

まるの死は二人称の死

僕は、まるという猫と一緒に暮らしていました。まるは20年に18歳で亡くなりましたが、一緒にテレビ番組にも出ましたし、今でも忘れられない猫です。

猫が好きな人は誰でもわかっていると思いますが、猫の魅力は好き勝手にしているところです。

自分も猫のように生きたいと思っていますが、野良猫に踏んづけられたことも、野鳥が頭にとまることも、まだ経験していません。でも、そうなるように生きていきたいと思っています。

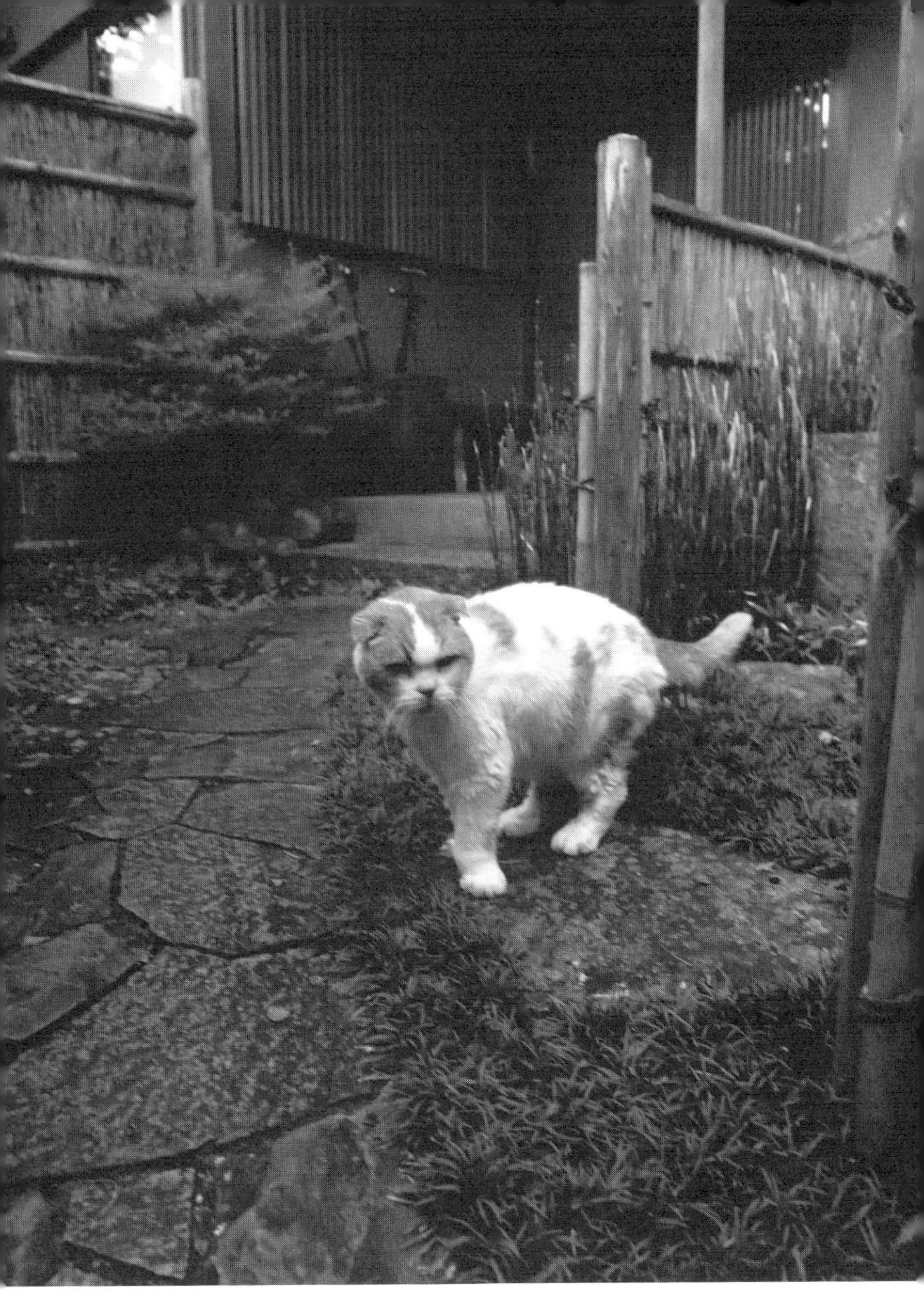

まるの遺骨はまだ鎌倉の自宅に置いています。まるは僕にとっては二人称の存在なので、まだその死を受け入れられていないのかもしれません。

いろいろな本に書いていることですが、死には一人称の死、二人称の死、三人称の死があります。

一人称の死は、自分の死ですから、自分が生きているうちに考えることしかできません。つまり、自分の死を考えるのは無駄なことです。

三人称の死とはアカの他人、知らない人の死です。世界を見れば、今この時間に何人もの人が死んでいます。これらの死は僕には影響はありません。

これに対し、二人称の死は近親者の死です。解剖は基本的に三人称の死体だからできるのです。二人称の死体、つまり知っている人を解剖するのは僕でも嫌です。

二人称の死に対しては、お葬式や納骨などの儀式が不可欠です。近親者の死を受け入れるのに、どうして儀式が必要なのでしょうか。

それは虫法要と同様、儀式でなければ表現できないものだからです。現代人が儀式の意味をよく理解できないのは、言葉の世界に入り込みすぎているからです。
言葉の世界では、あいまいな表現は避けられます。言葉の世界から出て来られない現代人は、だから死を上手に語れないのでしょう。

まだまだ治療は続きます

自分の死を考えるのは無駄と言いましたが、20年に心筋梗塞で入院したときは、ちょうどコロナ禍で、友人はおろか家族にも会えませんでした。そういう環境に置かれると、「ああ、俺はこのまま誰にも会えずにあの世にいくのか」という気持ちに襲われたりしたものです。

このことは『まる ありがとう』に書いていますが、それから僕は、まるの生き方を参考にしようと思うようになりました。

猫も個体によっていろんな性格がありますが、まるは他の猫と関わることはなく、孤独を当たり前のように受け入れているようでした。

そんなまるの生き方を、僕はうらやましいと思いました。「自分は自分である」

と徹底して生きられるのであれば、社会的な煩わしさからも解放されて、気が楽になります。だから、まるみたいに生きられたらいいなと思っていたのです。もちろん、なかなか徹底できないことではありますが。

抗がん剤治療で入院するたびに、そんなことを考えてきましたが、治療はこれからも続きます。

4回の抗がん剤治療が終了したら、中川医師による放射線治療が始まります。本書に掲載する写真のために、放射線治療の装置の前や、実際に装置に寝てみたりしましたが、実際に治療が始まるのは9月以降になります。

1回の治療は数分で終わるということも、中川さんから聞きました。だから、通院で簡単にできるとタカをくっていたのですが、後日、放射線治療の詳細を聞いたら、けっこうめんどうなことになりました。これについては、第5章の中川さんとの対談で明らかにされました。

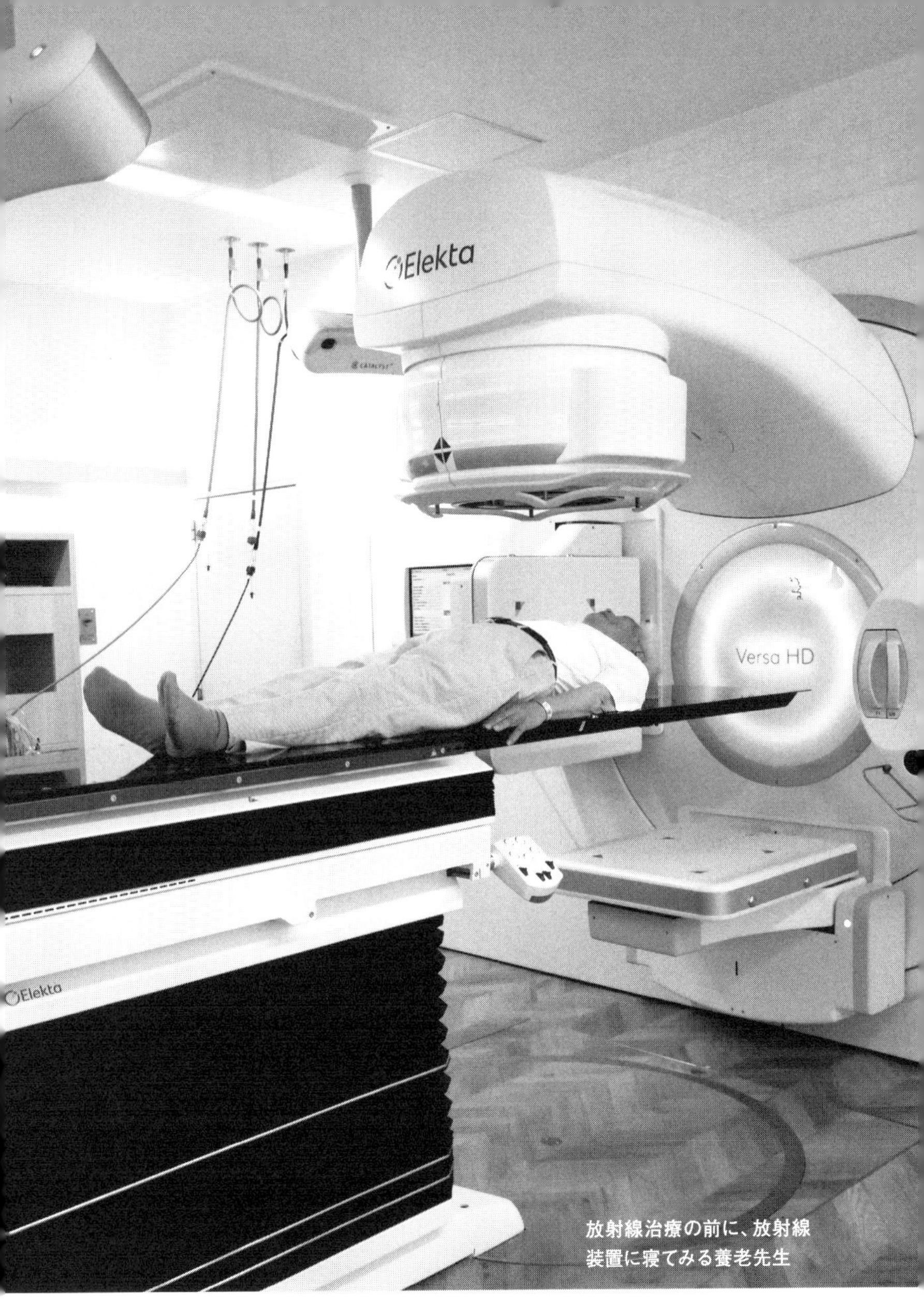

放射線治療の前に、放射線
装置に寝てみる養老先生

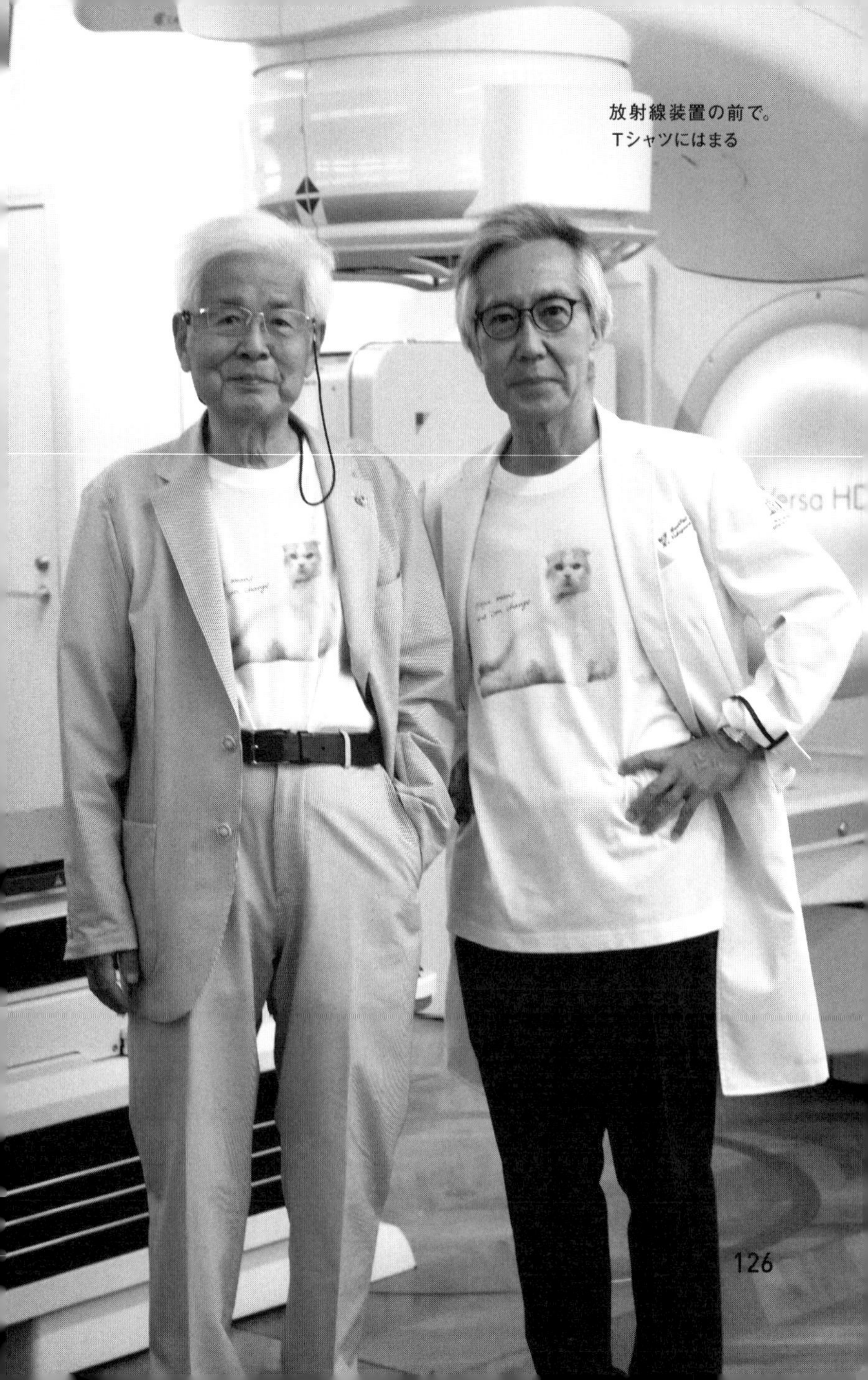

放射線装置の前で。
Tシャツにはまる

養老先生担当医インタビュー

解剖学的な意見を聞かれドキッとしました

東京大学医学部附属病院呼吸器内科医師　岩﨑美香

担当が決まって光栄に思ったが緊張も

医師になって6年目の私が、養老孟司先生を担当することになりました。養老先生のことは、大ベストセラー『バカの壁』の著者であることはもちろん、解剖学者で東京大学名誉教授であることも存じ上げていたので、担当することが決まって、光栄に思いました。

病棟で最初にお会いしたとき、私はかなり緊張して身構えていましたが、養老先生が淡々と接してくださるので、こちらもだんだん緊張が解けて、身構えることなく診療することができたと思います。

担当が決まってから、『養老先生、病院へ行く』と『養老先生、再び病院へ行く』を拝読させていただきました。

その中に養老先生は「病院嫌い」であると書かれてあったので、それも緊張していた理由の1つだったと思います。


でも養老先生はとてもおだやかで、私たち医療者の言うことをよく聞いてくださいますし、処置などのときも拒否されることもありませんでした。本で読んだ印象と違って、とてもコミュニケーションが取りやすい患者さんだと感じました。

私たちの説明に対して、質問もよくされました。たとえば、痛みの症状があると、その症状は解剖学的にどの部位が冒されて起こるのか？　といった質問をされたことがありました。


さすが解剖学の教授をされていた方ならではの質問だと思いました。一般の患者さんから、そのような質問をされることはないので、もしかしてこちらが試されているのでは？　という気がして、少しドキッとしました。

そんな質問があると、自分が学生時代に解剖実習を行ったことを思い出します。解剖実習というと、経験のない方からは「抵抗感がなかったか？」というようなことをよく聞かれます。

それがまったくないわけではありませんが、それ以上に、医療の発展のために献体されたご遺体に対する敬意を持って解剖学にはあたらないといけない、という気構えのほうが強かったと思います。

ただ、医学生の頃は解剖学の重要性について、今ほど深く理解していなかったような気がします。

実際に臨床医として働いてみると、解剖学の知識が役に立つことがたくさんあるのです。

養老先生からの質問を聞いて、もう一度、解剖学を学び直してみたいと思ったほどです。

「体の声」を聞いて薬を調整

入院中、病棟に診察にうかがうのは、午前と午後の2回です。それほど長い時間ではありませんが、ときどき雑談してくださることがありました。

養老先生の入院病棟は高層階にあるのですが、窓の外に見えている建物を指した先が旧い外科病棟で、そこで幼少の頃、先生が手術されたことがあると教えてくださいました。

昔の東大の話をしてくださると、私も東大出身なので、親近感もあり、興味深く聞かせていただきました。

病室には養老先生が飼っていらっしゃった猫の写真が貼ってありました。その猫のことは『養老先生、病院へ行く』などで知っていたので、今も大切に思っていらっしゃるんだなあと思いました。

最初に入院した頃、養老先生には痛みの症状がありました。痛みに関しては、麻酔科・痛みセンターという科があって、その科と連携して治療にあたるのですが、養老先生は痛み止めの薬を自分なりに調整して飲まれていたように思います。

ご著書にもありますが、ご自分の「体の声」を聞いていらっしゃるのだと思います。痛みの症状に対し、痛み止めの薬の効果について理解された上で、薬の量や頻度を調節されているようでした。

虫法要の退院をチームで協議

最初の抗がん剤が終わった後、養老先生は虫の日（6月4日）の虫法要に出席するため、退院する予定になっていました。

養老先生にとって、昆虫はすごく大事な存在で、虫の日をとても大切にされているということは、診療中の雑談の中でも伝わってきたので、とても大切な行事だとは思っていました。

がんの治療は、治癒を目指すのはもちろんですが、元気に楽しく過ごせる時間のための治療でもあると思います。ですから私も、養老先生にはできるだけ虫法要に出席していただきたいと願っていました。

ただ、白血球の値が減少していたので、感染リスクがともないます。医療チームで診ているので、毎日血液検査の結果を見ながら、養老先生を退院させてあげられるかどうか協議していました。

結果的に、白血球の値が回復されたので、前日の6月3日に退院許可が下りました。本当によかったと思います。

チームとして診療にあたる

治療に関しては、抗がん剤治療でよく見られる吐き気などの症状も少なく、今のところは順調なのかなと思っています（24年8月1日現在）。

痛みの症状も最初の頃より落ち着いてきています。ですから、今は私たち呼吸器内科が中心になって診療にあたっています。

養老先生の主治医である呼吸器内科の鹿毛秀宣教授と相談しながら、今後も治療

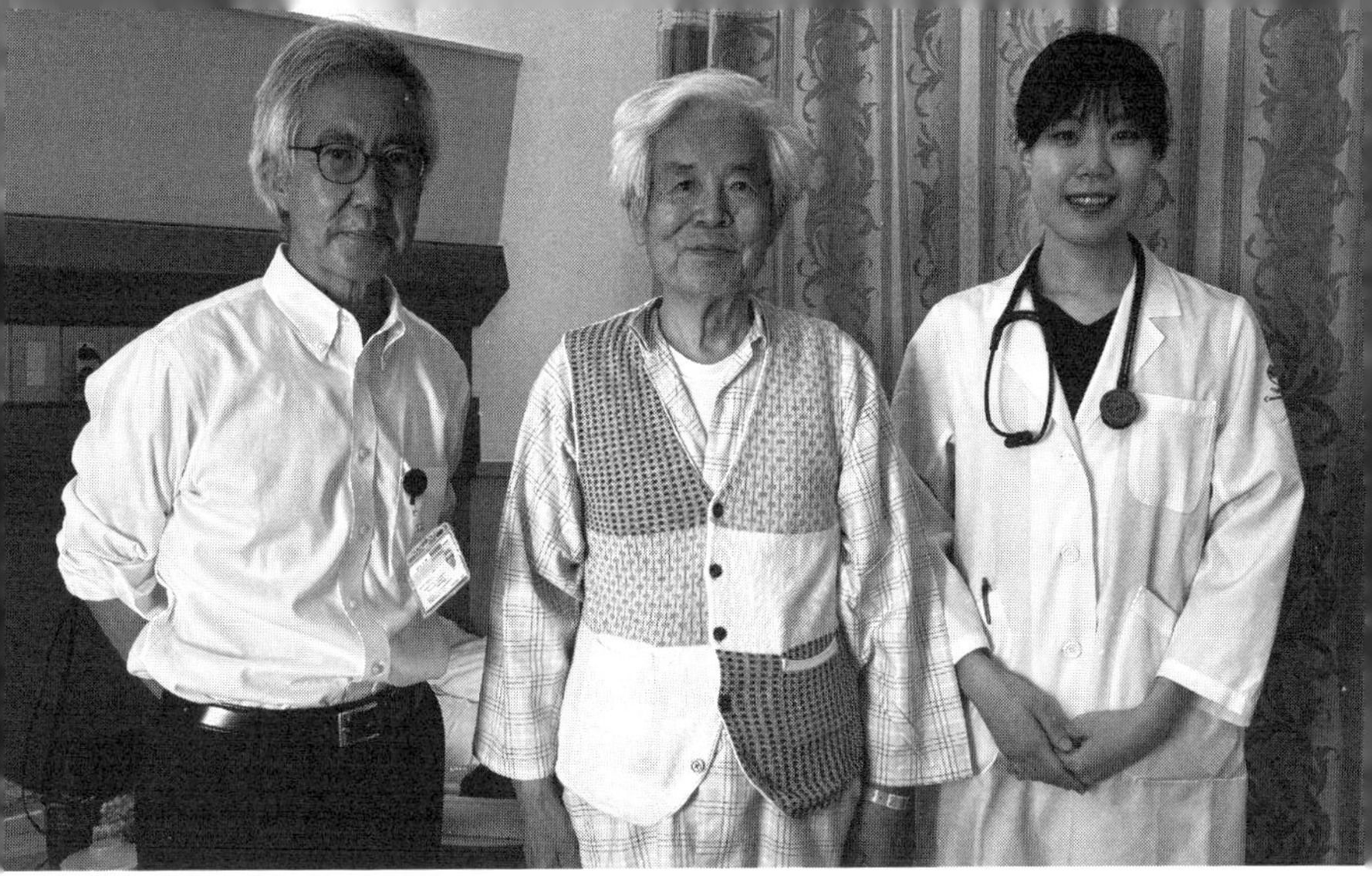

左から、中川先生、養老先生、岩﨑先生

を続けていくことになります。

また、抗がん剤治療が終わると放射線治療が始まるので、今後は総合放射線腫瘍学講座特任教授である中川恵一先生とも、ご相談する機会が増えていくでしょう。

中川先生が私のことを、「かつての東大病院にはないタイプの医師」だと言っておられたということを本書の編集者から聞きました。中川先生によると、昔の東大病院は権威主義的で、養老先生はそれが嫌で、病院まで嫌いになったということも言っておられたそうです。

私は東大病院の呼吸器内科に入局後、別の

病院で研修医をしていて、今年から東大病院で勤務しているので、東大病院の全体像を把握できていないのかもしれませんが、少なくとも私が東大病院の呼吸器内科に入って以降、権威主義的なものなどまったく感じたことがありませんし、またそのせいで治療がやりにくいと感じたこともありません。

鹿毛先生をはじめ、まわりの先生方みんなで、「どういう治療が患者さんにとってベストか？」ということを考えながら、チームとして力を合わせながら診療にあたっています。もちろん、養老先生に対しても同じです。

最善の医療を提供する医師になりたい

私は両親ともに医師で、２人の働いている姿を見ているうちに自然に医師になりたいと思い、医学の道に進むことにしました。もちろん理由はそれだけではなく、人の命に関わる仕事をしてみたかったこともあります。

医学は日進月歩なので、医師には最新の知識のアップデートが不可欠です。それがしっかりできているかどうかはわかりませんが。私も「最新の」知識のアップデートには日々余念がありません。

でもその一方で、患者さんにとって「最善の」医療を提供できる医師になりたいとも思っています。臨床ということを考えると、最新の医学的知見が、必ずしもひとり一人の患者さんにとって、ベストの治療にならないこともあるからです。

『養老先生、病院に行く』では、ガイドラインにのっとった治療に対し、養老先生は懐疑的に書かれていましたが、私はそこがすごくおもしろいと思いました。

このような患者さんからの視点は、私たち医療者はほとんど持ったことがないので、むしろ新鮮でした。

もちろん、最新の医学的知見を肯定することと、ひとり一人の患者さんにとって、何が最善の治療なのかを考えることは、どちらも大切なことです。これからの医療は、その両立が必要なのではないかと思います。

※岩﨑美香医師のインタビューは24年8月1日に行われた。

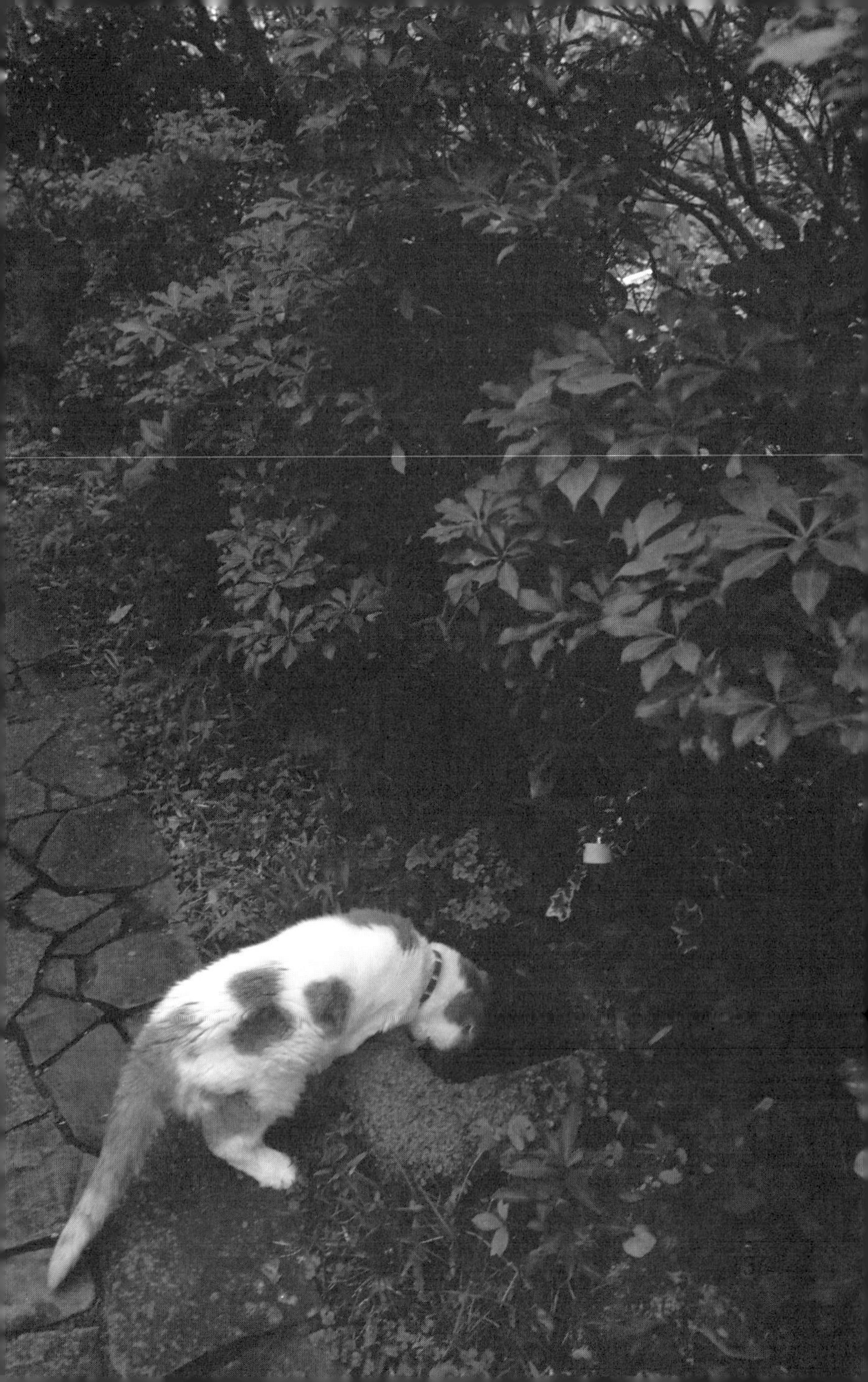

第4章

養老先生の放射線治療の前に

抗がん剤は終えたが、がん治療は長期戦

中川恵一

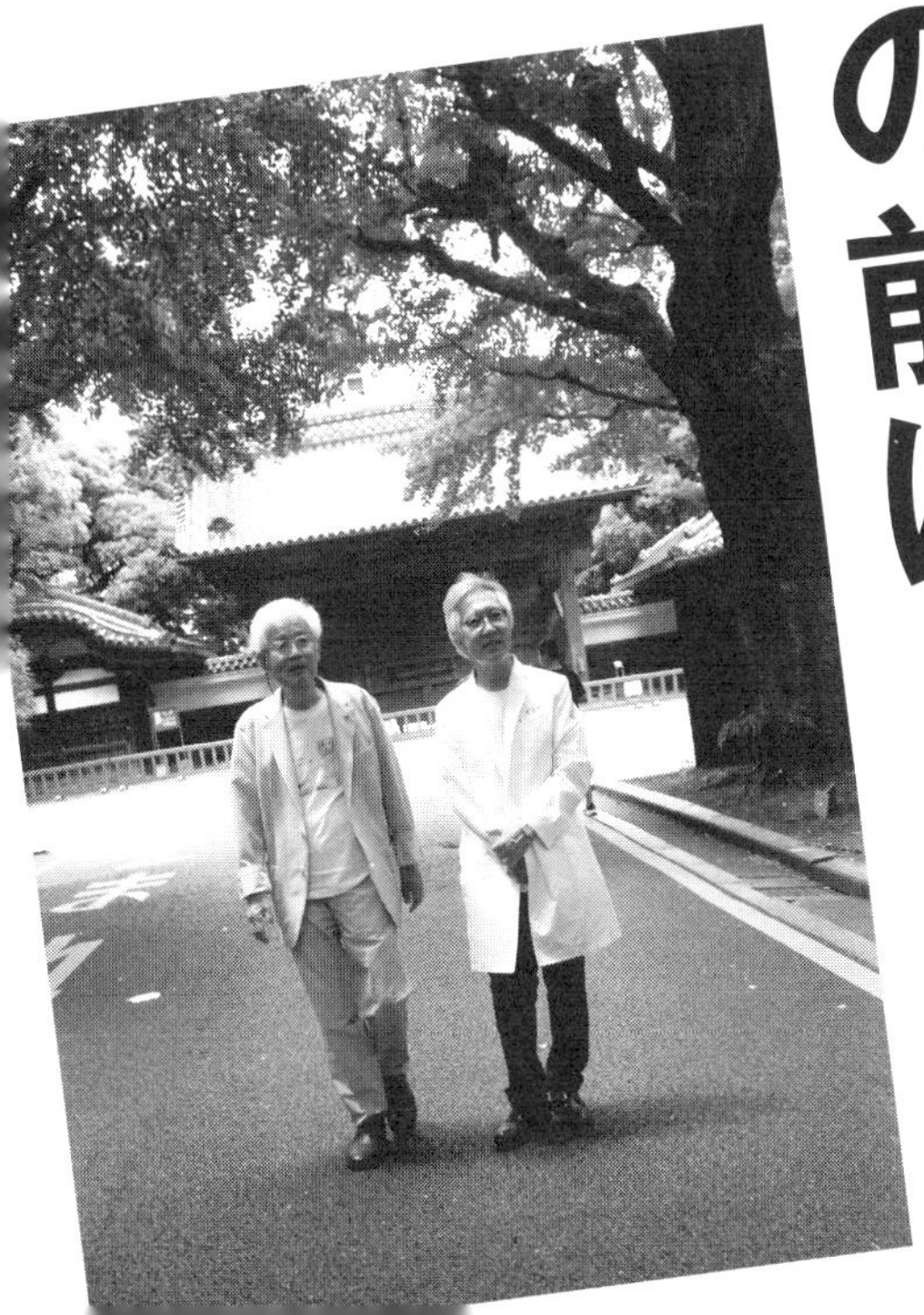

2回目の抗がん剤が延期に

養老先生の2回目の抗がん剤は、6月10日に入院して、翌11日から始める予定になっていました。

ところが、10日の入院時、養老先生は腹痛と下痢の症状があり、まずはその原因を調べることになりました。

血液検査の炎症反応が高値だったため、この段階で11日からの抗がん剤は延期になりました。

さらに、腹部CTを撮って消化器内科の医師にも相談したところ、軽い腸炎の所見が認められ、整腸剤で経過をみながら、抗がん剤を始める日程を決めることになりました。

白血球の減少が改善したため、虫法要の前日、東大病院の医療チームは退院を許可しました。しかし、養老先生の免疫は普通の健康な人よりは低かったのでしょう。

それにより細菌感染を起こし、腸炎を起こしたのだと考えられます。養老先生もマスクや手洗いなど、感染症には気をつけていたと思いますが、こればかりは完全に防ぐことはできません。

腸というのは、免疫においてとても大事な臓器です。免疫の働きは基本的に、異物を排除することにあります。

ウイルスや病原性の細菌はヒトの体にとっては異物です。また、第2章で述べたように、がん細胞も異物なので、免疫によって排除されます。排除されずに増殖したのが、がんです。

ヒトが異物を食べても平気なのは？

異物は排除しなければならないといっても、私たちの食べものの中には異物もあれば、ヒトが生きていくために必要な栄養素も含まれています。

そして、栄養素は体の中に取り込んで、異物だけを排除するという複雑な仕事をしているのが腸の免疫および腸内細菌だとされています。

このように、腸の免疫はとても重要なので、ヒトの全免疫細胞のかなりの部分が腸に集中しています。その割合は一説には約70％とも言われています。

この腸の免疫のしくみがうまく働かないと、食中毒を起こしたり、養老先生のように腸炎を起こすことがあるのです。

抗がん剤治療をしていると、傷ついた細胞を再生する幹細胞がダメージを受けます。とくに、小腸の幹細胞は極めて抗がん剤に弱く、小腸の粘膜が傷つきやすいのです。その結果、腸の免疫によるバリア機能が失われ、そこから異物が入ってくる危険性があるわけです。

異物を排除して栄養素だけを体内に取り込む免疫システムは、どんな動物にも存在します。

たとえば、野良猫はわれわれから見れば不衛生なものでも食べてしまいます。それでも、お腹を壊すことはあまりありません。

これに対し、ヒトは新鮮なものや、火を通したものなど、基本的には清潔な食べものを食べています。そうしないと、食中毒を起こすリスクがあるからです。そう考えると、野良猫の免疫はとても強力なのだと思います。

ヒトもかつては野良猫と同じくらい免疫が強かったと想像できますが、文明的な生活を続けるうちに免疫も脆弱になったのでしょう。

よく清潔にしすぎると免疫の感受性が低下すると言いますが、この意見は正しいと思います。

ヒトは多少「不潔」なものに触れていないと、免疫が鍛えられません。アトピー性皮膚炎のような免疫疾患は都会に住む人に多いのですが、清潔すぎる環境が原因だと考えられています。また、リウマチなどの自己免疫疾患も都会に住む人に多いことがわかっています。

ヒトの体で、免疫ほど不思議かつ興味深いしくみはないのではないでしょうか。養老先生の抗がん剤延期のことを聞いて、ふとこんなことを考えてしまいました。

患者の希望をいかに聞くか？

養老先生は、6月4日の虫法要にどうしても出席したいという希望があり、われわれ東大病院の医師たちはそれをかなえて差し上げました。

第2章で、患者の希望をかなえるのも医者の大事な仕事であると言いましたが、もっと一般的なケースではどうなのでしょうか。

働き盛りの世代であれば、仕事を続けながら、がん治療を続けたいという希望があると思います。

現在、がんと診断されると、サラリーマンの3人に1人が離職するというデータがあります。治療のために仕事をやめなければならないとしたら、収入が断たれてしまう人もいるでしょう。

治療しながら仕事を続けることは理論的には可能です。たとえば、抗がん剤治療があるなら、そのときだけ会社を休めばよいわけです。

ただ会社の理解がないとできません。従業員ががんになったら、むしろ会社が理解を示して支援しなければならないのに、がんになった従業員をやめさせてしまう会社がいまだに存在しているのは残念なことです。


こうした状況を打破しようと始まったのが、厚生労働省が推進している「がん対策推進企業アクション」です。

実は、私はこのプロジェクトの議長を16年間続けています。プロジェクトに賛同している企業を「パートナー企業」と言いますが、現在その企業数は5500を超えています。


職場でのがん対策は、従業員やその家族を守るだけでなく、会社の発展にもつながります。すなわち、企業におけるがん対策は経営課題の1つにもなっているのです。

プロジェクトのテーマはおもに3つあります。1つは企業でのがん検診の推進。2つめが、働く人ががんになった場合の両立支援。3つめは、会社ぐるみでがんの知識を深めることです。

働きながらがん治療をするのは、2つめの働く人の両立支援です。会社ががんに対して理解があれば、両立できるように協力してくれます。こうした企業がもっと増えてほしいと思います。

2回目の抗がん剤も無事に終える

腸炎から回復し、養老先生の抗がん剤治療は、6月18日から3日間行われました。当初の予定よりも1週間ほど延期になりましたが、今後、予定どおり3回目、4回目が行われれば、8月中には抗がん剤治療を終えることができるでしょう。

2回目もほとんど副作用は感じなかったようで、無事に終えることができました。患者が「体が楽だ」と言うほど副作用が少ないのは、私が知っている限りでも、かなり珍しいケースです。

髪の毛もそれほど抜けていなくて、散髪にも行かれたようです。髪は今後もっと抜けるかもしれませんが、今のところは脱毛が目立ったようには見えません。

私と話したときも元気で、病院の食事がおいしくないと言っていました。養老先生の場合、糖尿病食という管理されたメニューなので致し方ありませんが、退院されたら、お好きなものを食べてほしいと思いました。

抗がん剤の治療中も、お好きなコーヒーを飲んでおられました。東大病院の中にあるカフェからテイクアウトしたコーヒーを病室に持ってきてもらって、毎日飲んでおられました。

ちなみに、がん患者さんにコーヒーは禁忌ではありません。むしろコーヒーは、がんを防ぐ効果があります。またコーヒーには糖尿病を防ぐ効果もあります。

もっとも、コーヒーで養老先生のがんが治るわけではありませんが、少なくとも害はありません。

大好きなコーヒーが飲めないことでストレスを感じるくらいなら、飲んだほうがよいのです。

抗がん剤と放射線を同時に行う治療も

養老先生の抗がん剤（カルボプラチン＋エトポシド）の投与量は、標準的な投与量よりも若干少なめです。

担当医に問い合わせたところ、高齢であることと、養老先生の腎機能を考慮した投与量ということになっているようです。

小細胞肺がんは、化学療法（抗がん剤）＋放射線が標準治療です。養老先生の場合、抗がん剤を終えてから放射線を行う予定になっていますが、これを同時に行うこともあります。

同時に行うことを「同時併用化学放射線療法」、別々に行うことを「逐次化学放射線療法」といいます。多くのがんは、同時併用することによって、効果が高くなります。反面、体にダメージを与える治療を同時に行うため、副作用が強く出る場合もあります。

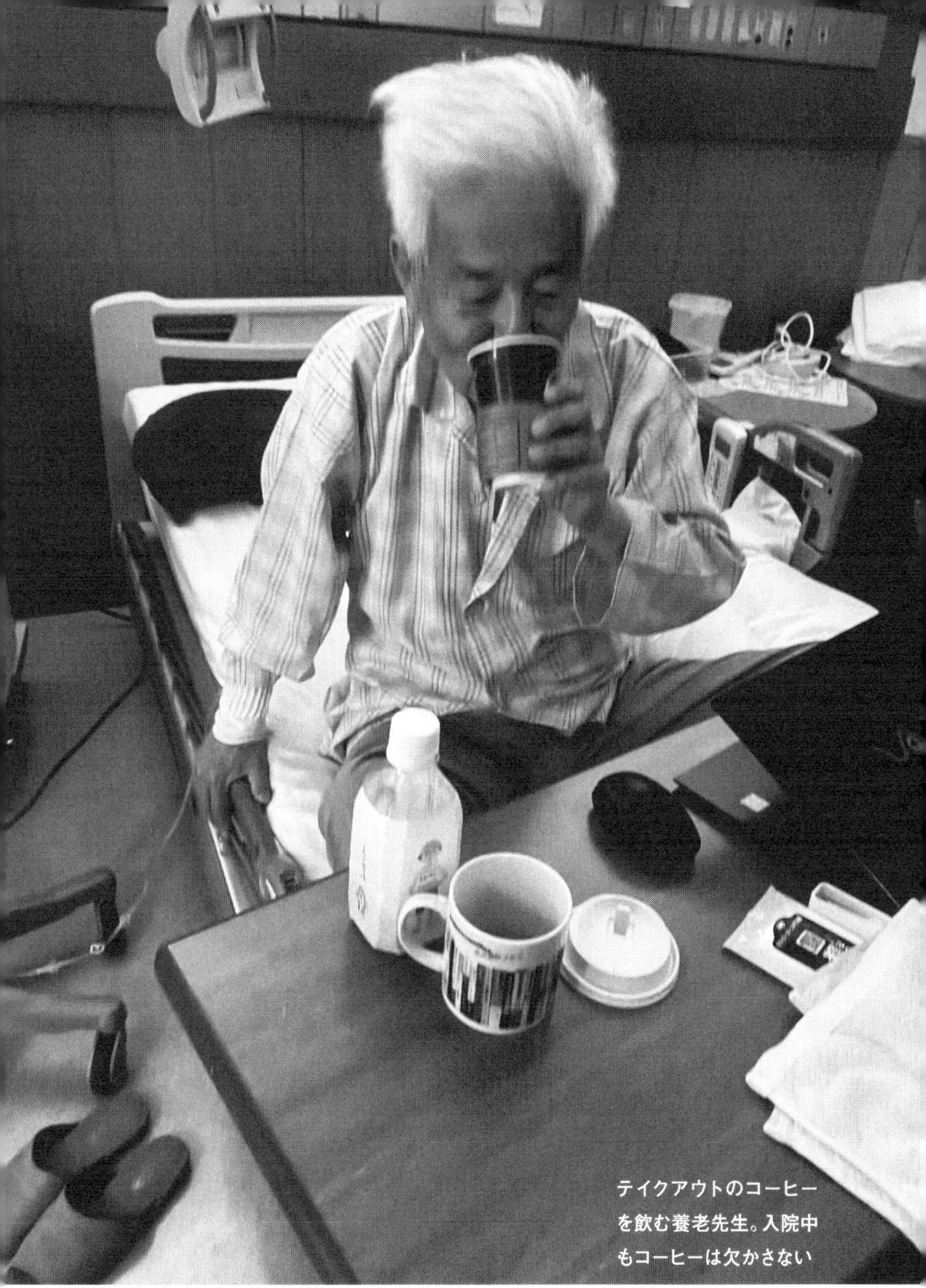

テイクアウトのコーヒーを飲む養老先生。入院中もコーヒーは欠かさない

養老先生の場合は、骨髄抑制の副作用リスクを考慮し、かつ高齢であることから逐次療法を選択しています。

同時併用のほうが理論上は効果が高く、過去の臨床試験も同時併用の患者さんを対象にしています。

年齢を考慮して逐次療法を選んだ養老先生ですが、抗がん剤の副作用が想定したよりも軽かったので、今になって考えれば、同時併用が可能だったかもしれませんが、結果論なのでこれは致し方ありません。

原発巣のがんは縮小している

抗がん剤の効果は、はっきり現れています。2回の抗がん剤が終わった時点で、原発巣のがんの縮小傾向が認められています。また、この時点でも転移はありません。養老先生の肺がん治療はうまくいっているのです。

小細胞肺がんは、とても転移しやすいがんです。にもかかわらず、まだ治療の途中ではあるものの、がんが縮小し、転移もまったくないというのはよい傾向だとみてよいでしょう。

養老先生は本当にラッキーな患者です。2020年の心筋梗塞が発見されたときも冠動脈の太い血管が詰まる前に見つかりました。

あのときは、細い血管がほぼ詰まっていたのですが、太い血管も詰まりかけの状態でした。もしも太い血管が完全に詰まっていたら、養老先生は今生きてはいません。その段階で心筋梗塞が発見できたのは、運がよかったとしか言いようがありませんが、今回もそうだったのです。

まず、がん検診を受けていなかったにもかかわらず、ⅡB期でがんが見つかったことが幸運でした。

がんが見つかったのは、背中に痛みがあったからです。その原因は、がんが肋骨の背中側に浸潤していたからですが、同じくらいの大きさのがんが肺の真ん中にできていたら、まったく症状は出ません。もしも、養老先生のがんが骨に触れずに大きくなっていたなら、治癒が可能な段階で見つかることはなかったのです。

もう1つ運がよかったのは、治療の効果がはっきり出ていることです。がんは明らかに小さくなっていますし、がん患者の多くがつらいと訴える副作用がほとんどありません。抗がん剤に対して否定的な養老先生にとって、これもラッキーでした。

それから、自画自賛になり恐縮ですが、私のような養老先生の性格をよく知る医者がそばにいるのもよかったと思います。

養老先生は相当に「ワガママな患者」ですが、それをフォローできるのは私しかいないと自負しております。

そんな私が医療チームにいて、ほかの医師たちにも養老先生の性格について話しているので、虫法要や虫展にも行くことができたのだと思います。

東大病院は変わったのか？

何よりもラッキーだったのは、養老先生が変わったことでしょう。もっとも、本人は医療に対するスタンスが変わったとは絶対に言いませんが、客観的に見れば変わったと考えざるをえません。

なにしろ病院嫌いで、積極的に治療に関わろうとしない養老先生が、今回はほとんど不平不満を言わず（少なくとも私には）、素直にわれわれがすすめる治療を受けているのです。

その理由の1つに、東大病院の変化があるような気がします。確かに昔の東大病院は患者を第一に考える病院ではありませんでした。

私は医者歴が40年で、他の病院での5年間、スイス留学の1年を除くと、34年間ずっと東大病院に勤務してきましたが、最初の頃はいろいろ問題があると感じていたのです。

当時の一番大きな問題は、医者たちが臨床医学よりも研究のほうが大事だと考えていたこと。ようするに論文を書くことが何よりも優先されていたのです。

教授の選考も、論文しか基準がなかったので、臨床をやっている教授も、研究が大事で、患者を診ることは二の次にしているように見えました。

そして、院内でもっとも権力を握っているのが教授で、あとはその家来という雰囲気もありました。

教授は教授どうしでしか話をしませんし、助教授（現在は准教授）は助教授どうし、講師は講師どうしでしか話をすることができません。講師が教授に話しかけるというようなシーンは見たことがありません。

基本的に、下の者が教授に患者の情報を進言するということがありません。これでは、患者さんのためになる医療は提供できないでしょう。

養老先生は20年に心筋梗塞で入院するまで、東大病院に近寄りませんでした。あの入院のとき、養老先生は東大を退職してから25年ほどたっていました。

その間、養老先生は東大病院で医療を受けたことがありません。そのため、東大病院に対する印象が悪いのでしょう。20年の入院時も、「医者たちの表情が暗い」とか、よく言っていました。

でも私に言わせると、東大病院は大きく変わっています。そもそも昔の東大病院は国立大学ですから、文部省（現・文部科学省）の予算で経営されていました。

今は国立ではなく独立行政法人、つまり半官半民の経営になったわけです。国の後ろ盾が少なくなったため、赤字経営におちいることもあります。

それでも昔と比べると、病院としての風通しは、ずいぶんよくなりました。何よりも、患者さんのために仕事をする病院に変わったことは間違いありません。

「東大病院がよくなった」と養老先生

20年の入院時は言わなかったのですが、今回の入院中、養老先生が「東大病院もよくなったね」とつぶやかれたことがあります。第5章の対談でもこのことを話していますが、私はこの言葉がすごくうれしかったのです。

これまでの養老先生であれば、そんなことを言うはずがありません。そう思ったとしても、言葉に出すことはないでしょう。

そんな養老先生が、「東大病院はよくなった」と言われたのです。これは私にとっては重大発言でした。

医師や看護師など医療スタッフの接し方もよかったのでしょう。とくに、医師の対応がよかったのではないでしょうか。

今も先ほど述べたような、昔の東大病院の雰囲気を漂わせている医師がいないとは言いませんが、そうでない医師のほうが多くなりました。私に言わせると患者さん優先で考える「マトモな医者」が主流になってきたのです。

もう1つ、東大病院が変わったことで大事なのが、建物が変わったこともあるような気がします。

養老先生が入院している入院棟Aは、00年10月に竣工し、01年9月に診療が始まりました。

それ以前は旧い建物で、お世辞にもきれいとは言えませんでした。患者さんにとっては、病院はきれいなほうが精神的にもよいのでしょう。

私がスイスに留学していた頃、スイスでは病院建築費用の5％を美術にかけるという決まりがありました。
東大病院をはじめ、日本の病院にはアートが足りないと思いますが、少なくとも建物をきれいにすることは大事なことだと思います。

放射線治療でいよいよ出番が

4回の抗がん剤治療が終われば、私が担当する放射線治療が始まります。実際にどんな治療を行うのか、少し説明しておくことにしましょう。

九州大学病院がんセンターのウェブサイトに「遠隔転移のない限局型の小細胞肺がんには、抗がん剤との併用で放射線治療を行うのが一般的です。照射範囲が比較的小さくて済む場合には、1回1・5グレイ、1日2回、総線量45グレイ／3週間の照射が推奨されています」と記されています。これが標準的な治療で、養老先生のがんにもあてはまります。

他のがんでは1日1回が多いのですが、小細胞肺がんは1日2回が推奨されています。もちろん、1回よりも2回のほうが高い効果を得られることは、臨床データからも明らかになっています。

明らかに効果があるのですから、私としても1日2回をすすめないわけにはいきません。

実は、この「1日2回の照射の推奨」について、養老先生にはすぐにお話ししませんでした。抗がん剤治療がある程度進んだ段階でよいと思ったからです。

慎重に話すべきだと考えたのは、1日2回放射線をかけるとなると、拘束時間が長くなってしまうからです。

放射線治療そのものは数分で終わりますが、時間をあけて午前と午後に行われるので、普通に考えると入院するか、午後の治療が始まるまで院内で待機してもらわないといけません。

忙しく動き回っている養老先生にとって、入院にしても、院内待機にしても、かなりの負担になります。

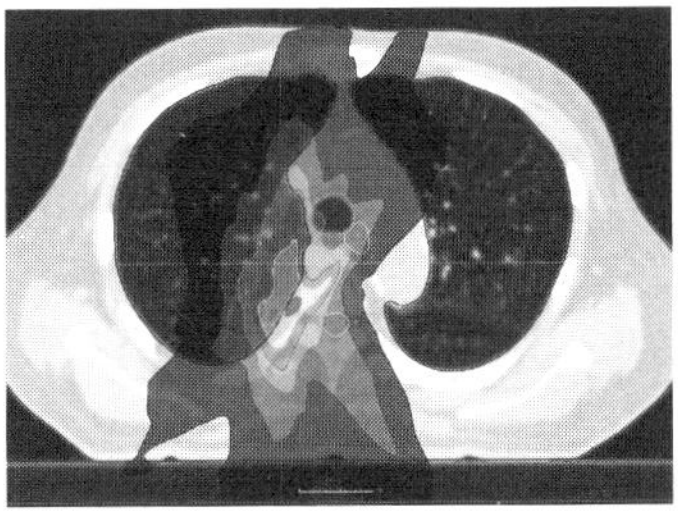

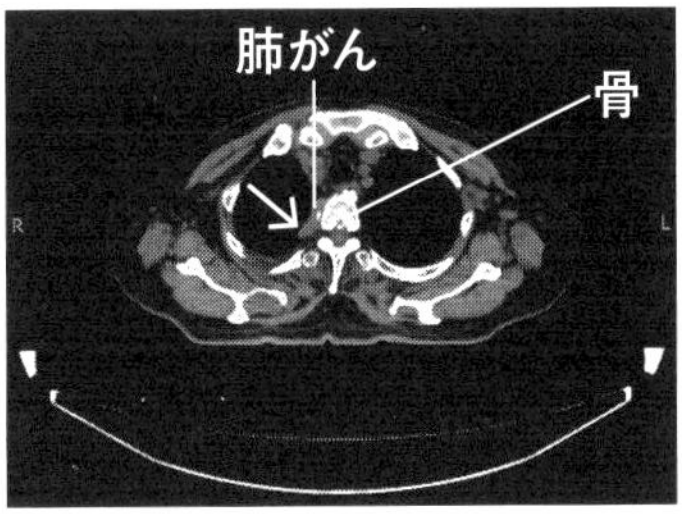

右は24年9月2日のCT画像。24年4月30日のCT画像(69ページ）と比べて、がんは明らかに縮小。まだ肋骨に接しているため、痛みの自覚症状が少しあるとのこと。左は放射線治療の線量分布図の1つ。これをもとに放射線を照射していく

あるいは、放射線治療を行う3週間はホテルに泊まってもらって、そこから通院するということも考えられます。食事も自由になるので、養老先生にはこちらのほうがよいかもしれません。

いずれにしても、それを相談しなければならないのですが、そのことを初めてお話ししたのが7月30日（第5章の対談収録時）だったのです。

さらに、1日2回の放射線治療で「腫瘍が消失または著しく縮小した患者さんには、脳転移を予防するための予防的な全脳照射（1日1回2・5グレイ、総線量25グレイ／2週間）が推奨されています」（九州大学病院が

んセンターのウェブサイトより）。

小細胞肺がんは、高確率で脳に転移するので、それを予防するために、このような予防的全脳照射が行われています。

若い人では、予防的全脳照射を行ったほうが寿命は延びるというデータがあり、これも標準的な治療法になっています。

養老先生は今回、私たちがすすめる治療を素直に受けてくれましたが、「予防的」な治療となると、拒否されるかもしれません。

20年の入院では胃にピロリ菌が見つかり、大腸にポリープが見つかりました。ピロリ菌は胃がんのリスクを上げるので抗生物質による除菌治療が推奨されます。また大腸ポリープはがん化することがあるので内視鏡による切除が推奨されます。

しかし、どちらも「予防的」な治療であることから、養老先生は受け入れてくれませんでした。

そのような考え方をされる人なので、予防的全脳照射はかなり抵抗があるのではないかと思ったのです。

それをやらない場合、頻繁に脳のＭＲＩ（磁気共鳴画像）を撮るというやり方もあります。そして、少しでも脳に転移の兆候があれば、その段階で全脳照射を始めるのです。

私としては、こちらのやり方のほうが養老先生も受け入れやすいと思っていますが、これも初めてお話したのは、7月30日の対談収録時です（第5章に掲載）。

母が転倒し寝たきりになった

養老先生が検査や1回目の抗がん剤で入院していた頃、私の母も東大病院の入院棟の同じ階に入院していました。母と養老先生は顔みしりでもあるので、病棟でも何度か顔を合わせています。

母は養老先生の3歳上ですが、4～5月の大型連休が始まる少し前、急性胆のう炎から敗血症を起こして、東大病院に入院することになったのです。

実はその前年（23年）の大型連休の前にも敗血症を起こして、東大に入院しているのですが、その原因となったのは脚立から転落したことでした。

それがきっかけで、尿道から感染症を起こして敗血症を発症。なんとか乗り越えたものの、入院により足腰が著しく衰え、要介護4となってしまいました。

翌24年4月27日にも母は転倒し、その直後に胆のう炎を発症しました。転んだときに胆石が胆のうの管に落ちて、詰まったのかもしれません。

胆汁が流せなくなるため、胆のうがパンパンにふくらみ、感染した細菌が血液の中に入り込んで全身に炎症が広がり、多臓器不全の状態になってしまいました。これが敗血症です。

敗血症は高齢者を中心に増えていて、国内の年間死亡者数は10万人を超えます。がんによる年間死亡者数は39万人弱ですから、その約4分の1が敗血症で亡くなっていることになります。

幸い母は今回も持ち直し、リハビリ専門病院を経て、現在は都内の特別養護老人ホームに入所。自力歩行は難しいものの、元気に過ごしています。

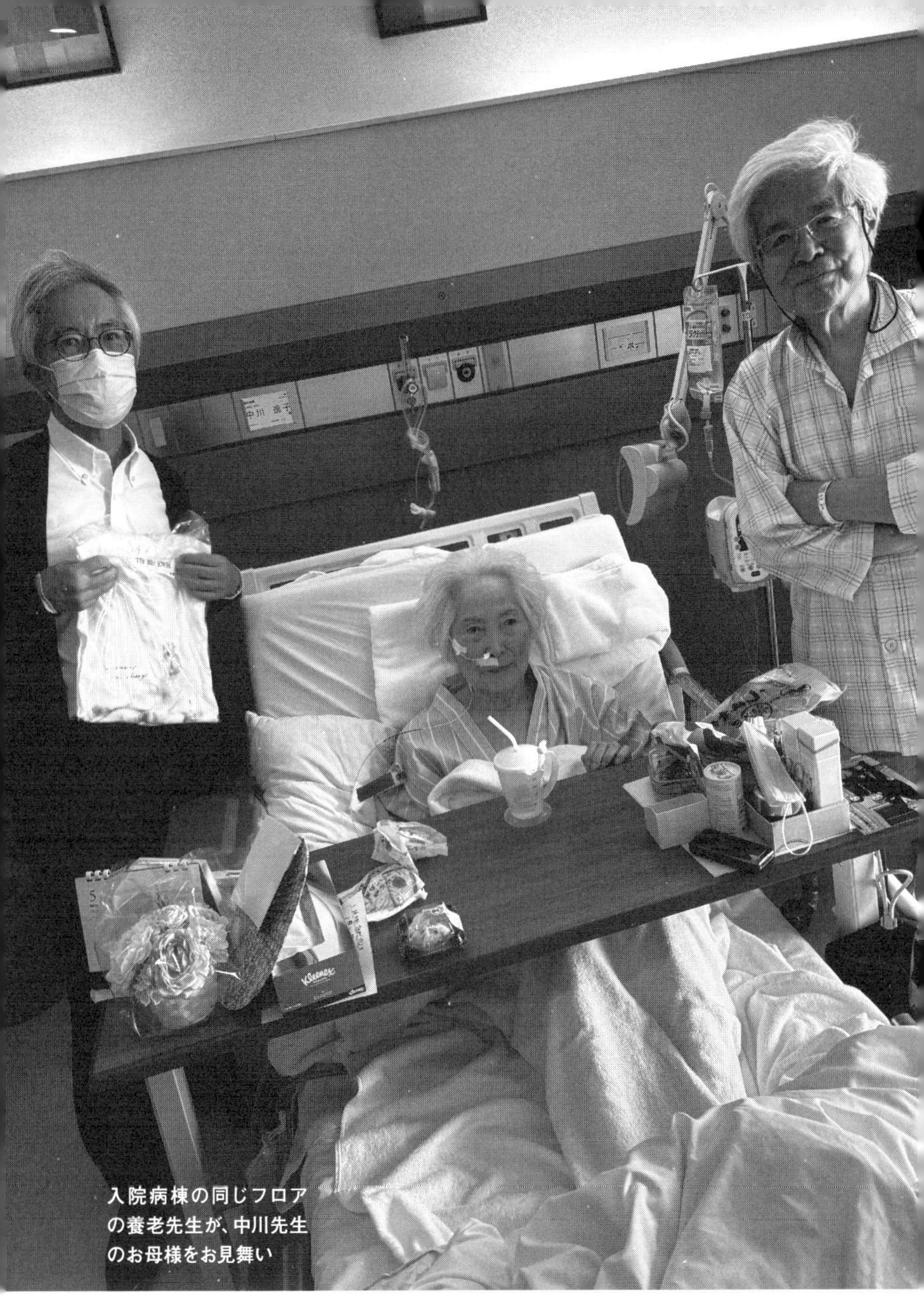

入院病棟の同じフロアの養老先生が、中川先生のお母様をお見舞い

養老先生は転ばぬ先の杖

母の場合、敗血症を起こしたきっかけが「転倒」です。転倒そのものが命に直結することはまれですから、死因統計には表れません。

しかし、母の経験を間近で見てきた私に言わせると、高齢者にとって転倒こそが「万病のもと」だと断言できます。

転倒を防ぐには、転ばない筋力を維持することが大事です。それには運動習慣が不可欠であることは言うまでもありません。

養老先生はとくにスポーツはやっていませんが、よく歩いています。高齢者が歩かなくなると筋力低下が進んで、歩けなくなるので、歩く習慣があるのはとてもよいことです。

また養老先生は、普段から転倒しないように気をつけているそうです。第2章で紹介したYouTubeの番組の対談で、養老先生に母の転倒のことをお話ししたときに聞いたのですが、文字起こししたものを引用してみましょう。

中川 先生は（転んで）おケガ（をすること）はないんですよね？

養老 ないですね。ケガはしない質なので。

中川 それは用心されているからですか？　山とかに行って……。

養老 本能的なものです。用心していると思いますよ。

中川 高齢者が転ぶというのがやはり……。

養老 それで杖を使うんですよ。

中川 転ばぬ先の杖。

養老 そうそう。それもね。杖に頼るんじゃなくて、杖を持って歩いているということで、歩き方を注意する。無意識につっかかるんですね。動きの無意識の部分で（用心しようとする）。

中川 養老先生は、今日は杖を持って歩いていらっしゃるんですか？

養老 今日は杖（の代わりをする付き添い）がいますから（笑）。

杖そのものが転倒を予防するのではなく、杖を持つことによって無意識のうちに身体性が変わって、歩き方も注意するようになると言うのです。さすがだと思います。

安楽死をどう考えるのか？

母が敗血症から回復した話を述べましたが、治療中は大変で、一時は命も危ぶまれたほどです。

急性胆のう炎になると、体の外から胆のうにチューブを入れて、胆汁がチューブに流れるようにします。

その他にも、体にチューブがいっぱいつながっていて、まったくの寝たきり状態だったので、本人ももう治らないと思ったのかもしれません。

その間、母は「もう死にたい」と何度も言っていました。医者としてではなく、息子という立場から母を見ていると、その気持ちもわからないではありません。

私が留学したスイスは、安楽死法がある国の1つで、映画監督のゴダールもスイスで安楽死しています。

スイスでは、ALS（筋萎縮性側索硬化症）などの難病患者に対し、厳格な審査を経た上で、安楽死が認められるケースがあります。21年には日本人のALS患者がスイスで安楽死したことが報道されました。

日本では安楽死が合法化されていませんが、治らない病気になったら、安楽死という選択があってよいのではないかと私は常々思っています。

私が安楽死を肯定する理由は、人間の権利でもっとも重要なのが「自由」だと考えるからです。

その自由の中に、自分の生命に関する自由があってよいと思うのですが、みなさんはどう考えるでしょうか。

確かに重い問題ではありますが、自分の意思で生命を絶つことができる動物は人間しかいません。猫が自殺するなんて聞いたことがありません。

安楽死も自殺の一種だと思います。自殺の手段として、電車への飛び込みなどは人に迷惑をかけます。人に迷惑をかけず、自分の意思で死を選ぶ方法として、安楽死があってもよいと思うのです。

安楽死については、養老先生との対談（第5章）でも話し合っているので、そちらもお読みいただければと思います。

なお母に関して言うと、現在1人では生活できないので特別養護老人ホームに入居していますが、歩行器を使ってなんとか歩くことができるようになりました。

私のスマホにもしょっちゅう電話をしてきて、その内容も自分が食べたいウナギや天ぷらの弁当を差し入れてくれとか、お気に入りのブランド化粧品をデパートから買ってきてくれ、といったものです。まあ元気なのはよいことなので、うるさいと思いながらも対応しています。

緩和ケア診療部を立ち上げる

がんは早期発見し、早期治療できれば治癒が望める病気です。養老先生の場合、いわゆる「早期」ではありませんが、かなり早くから治療を始められましたし、治療の効果も出ているので、治癒を目指した治療が行われています。

がんの治癒が望めない場合は、痛みなどの症状を取り除いて、いかに延命させるかが医者の仕事になります。これが緩和ケアです。

実は、私は03〜14年まで、東大病院の初代緩和ケア診療部長を兼任していました。緩和ケア診療部長の経験をふまえて、養老先生と共著で『自分を生きる　日本のがん治療の死生観』という本も出版しています。

私が医者になりたての頃は、緩和ケアに関心を持っている医者は、極めて少数派でした。

そんな状況だったので、治らないとわかった患者は放っておかれていました。その状況を何とか打破しようと、私は東大病院に緩和ケア診療部をつくる必要があると、進言してきたのです。

それでも関心はそれほど高くなく、実際に緩和ケア診療部を立ち上げる際、放射線治療部門長であった私が「兼任」することになったわけです。

がんに関わる医療に従事していれば、終末期医療に関心を持つのは当たり前だと思うのですが、そうではない医者がいまだ多いのは不思議に思います。

子ども時代、宗教から死を学んだ

私は東京都中央区月島生まれで、幼稚園が築地本願寺付属和光童園（現・江東学園幼稚園）、小学校がミッション系の暁星学園です。幼稚園が浄土真宗、小学校ではキリスト教の教えを受けていました。

私自身はどんな宗教も信仰していませんが、この幼稚園、小学校の経験はその後の私に影響を与えていると思っています。

浄土真宗は阿弥陀仏だけに帰依するという教義なので、仏教の宗派の中では一神教的なところがあります。

一方、暁星学園はカトリックの中のマリア会という宗派です。小学校の前にもマリア像がありましたし、聖母マリアを大切にするので女性的な印象がありました。

これに対して、念仏を唱えるすべての人を救済する阿弥陀仏も、女性的な印象がありります。だから幼稚園から小学校に上がって、異なる宗教教育を受けたにもかかわらず、ほとんど違和感がありませんでした。

もちろん、仏教とキリスト教では教義そのものがまったく違いますが、子どもの頃、宗教教育を通して死の問題を学んだことが、今の私に少なからず影響を与えていると思っているのです。

宗教を持たない死というのは、世界的に非常に珍しいと思います。でも、日本人はそうではありません。死ねば仏教の墓に入るという人も、仏教を信仰しているわけではないでしょう。

しかし、宗教があったほうが、楽に死ぬことができるのではないでしょうか。いかに楽に死ねるかということは、がん治療や緩和ケアを考える上でとても重要な要素だと私は思っています。

そのあたりのことは、私の著書『死を忘れた日本人』に書きましたので、興味のある方はそちらもご覧ください。

適切な緩和ケアで延命できる

日本の緩和ケアは、がん医療の経験のない人がやっていることが多いような印象を受けます。

痛みを取る治療が中心になるので、痛みの専門医である麻酔科の医師が多いのですが、放射線科から来るのは少数派のようです。

しかし緩和ケアには、放射線治療を大いに利用すべきです。「緩和照射」と言いますが、1回放射線を照射するだけで痛みが取れることもあるのです。こうしたことはあまり知られていません。

また、痛みを取るには医療用麻薬が有効ですが、モルヒネなどの医療用麻薬の使用量が、日本は極めて少ないという現実があります。たとえば、日本はドイツの20分の1くらいしか使われていません。

医療用麻薬を用いると寿命が短くなると思っている人が多いのですが、それは逆で、適切に用いればむしろ延命できることを知ってほしいと思います。

日本の現状では、終末期の患者さんは二重に損をしているといえます。痛みで苦しんでいるだけでなく、結果的に寿命も短くなっているのです。

私ががん検診をすすめるのは？

養老先生は、がん検診をこれまで受けたことがありません。これに対し、私はがん検診を受けるべきだと、ずっと言い続けています。

受けるべきがん検診は、住民検診で受けられる5種類のがん（肺がん、大腸がん、胃がん、乳がん、子宮頸がん）です。これらのがん検診は、健康増進法という法律で定められていて、その費用も税金でまかなわれています。自治体によって異なりますが、自己負担金はゼロか、あってもごく少額の負担で受けられます。

そして、これらのがん検診が死亡率を下げるという証拠もあります。お金もほとんどかからず、自己負担もほとんどないのですから、これは受けないと「損」です。

5つ以外のがんに関しては、人間ドックなどで受けられるものもありますが、すごく費用がかかります。会員制の人間ドックは入会金だけで数百万かかるところもあります。私に言わせれば、これを受けるのも明らかに「損」です。

そもそも、先に述べた5つのがん以外のがんについては、今のところ根拠のある検診がないので、そこは運命にまかせるしかないと、私は思っています。その点に関しては、養老先生と考え方が似ています。

がん予防については、養老先生にかなり近いと思っています。私はタバコを吸いませんが、お酒はけっこうな量を飲みます。私のお酒のリスクは、養老先生のタバコのリスクとあまり変わらないのではないでしょうか。

がんの予防のために、野菜をいっぱい食べるという人がいますが、私はまったく興味がありません。

そんな食生活をしたところで、がんが予防できる証拠はありません。健康情報にやたらくわしい人がいますが、実際に正しいことをやっているようには見えません。

医療用麻薬の使用量の国際比較（2013-15年）

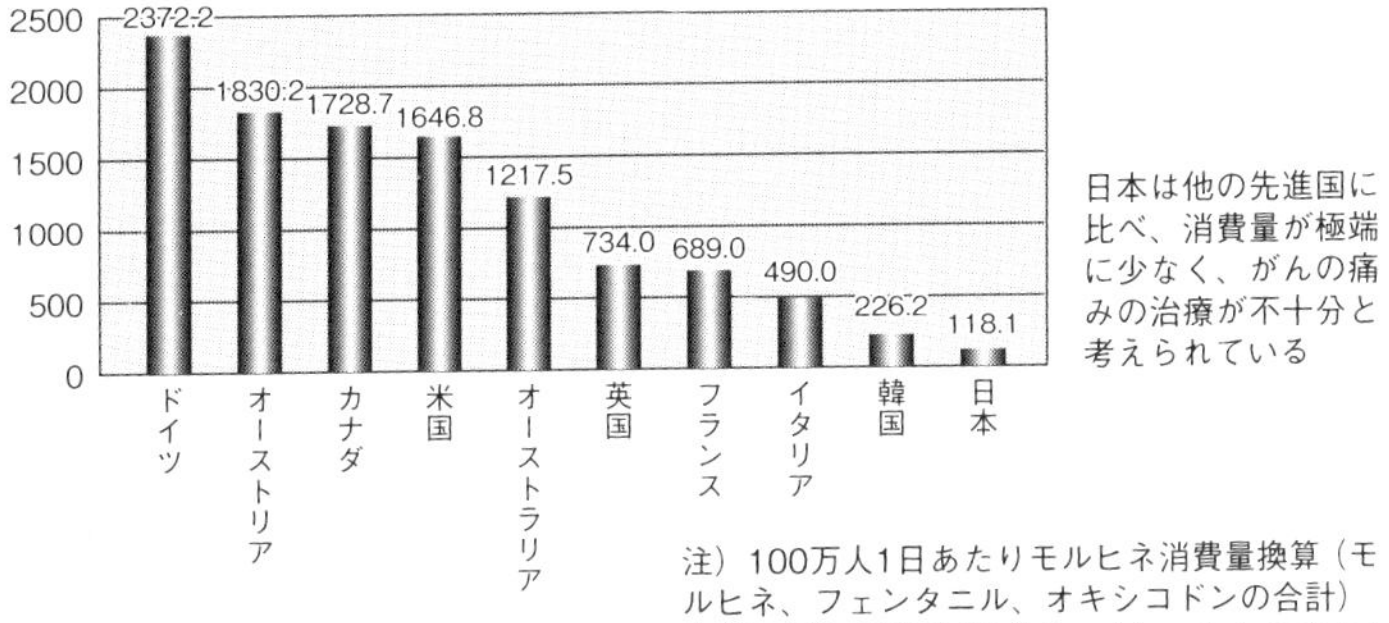

日本は他の先進国に比べ、消費量が極端に少なく、がんの痛みの治療が不十分と考えられている

注）100万人1日あたりモルヒネ消費量換算（モルヒネ、フェンタニル、オキシコドンの合計）
出典）がんの統計'17（https://gamkpjp.jpdata/reg_stat/statistics/brochure/2017/cancer_statistics_2017_data_J.pdf）

私は週3回ジムに行って運動をしています。運動ががんによいという科学的データはありますが、私の場合、運動が好きだからやっているだけで、がん予防のためではありません。

また養老先生と同じように、私もコーヒーが大好きです。コーヒーががん予防によいという話をしましたが、これもがん予防のために飲んでいるわけではなく、好きだから飲んでいるだけです。がん予防のデータがあるからといって、普段コーヒーを飲まない人が、無理して飲む必要はないでしょう。

医者ですから、「がんの予防法は？」と聞かれたら、「禁煙」と答えます。がんのリスクで一番大きいのがタバコですから。

でも、吸いたい人に強く禁煙をすすめることはしません。リスクについて理解した上で、あとは本人が判断すべきことです。

養老先生は90歳の壁を超えられるか？

私は、がんの経験者です。早期でしたが、がんは「死のにおい」のする病気ですから、治療後は1日1日を大切に生きようと、今までよりも少し高いワインを飲むようになったりしました。しかし、今は元の値段のワインに戻っています。「すぐには死なないだろう」という状況に、だんだん慣れてきたのだと思います。

『養老先生、病院へ行く』のあとがきで、野良猫の養老先生が、大病を経験したことで家猫になったけど、また野良猫に戻って行ったと書きましたが、それと同じです。

がんの手術の直後は、生きることについていろいろ考えるけど、日がたつにつれて易きに流れていく。人間はそういうものだと思います。

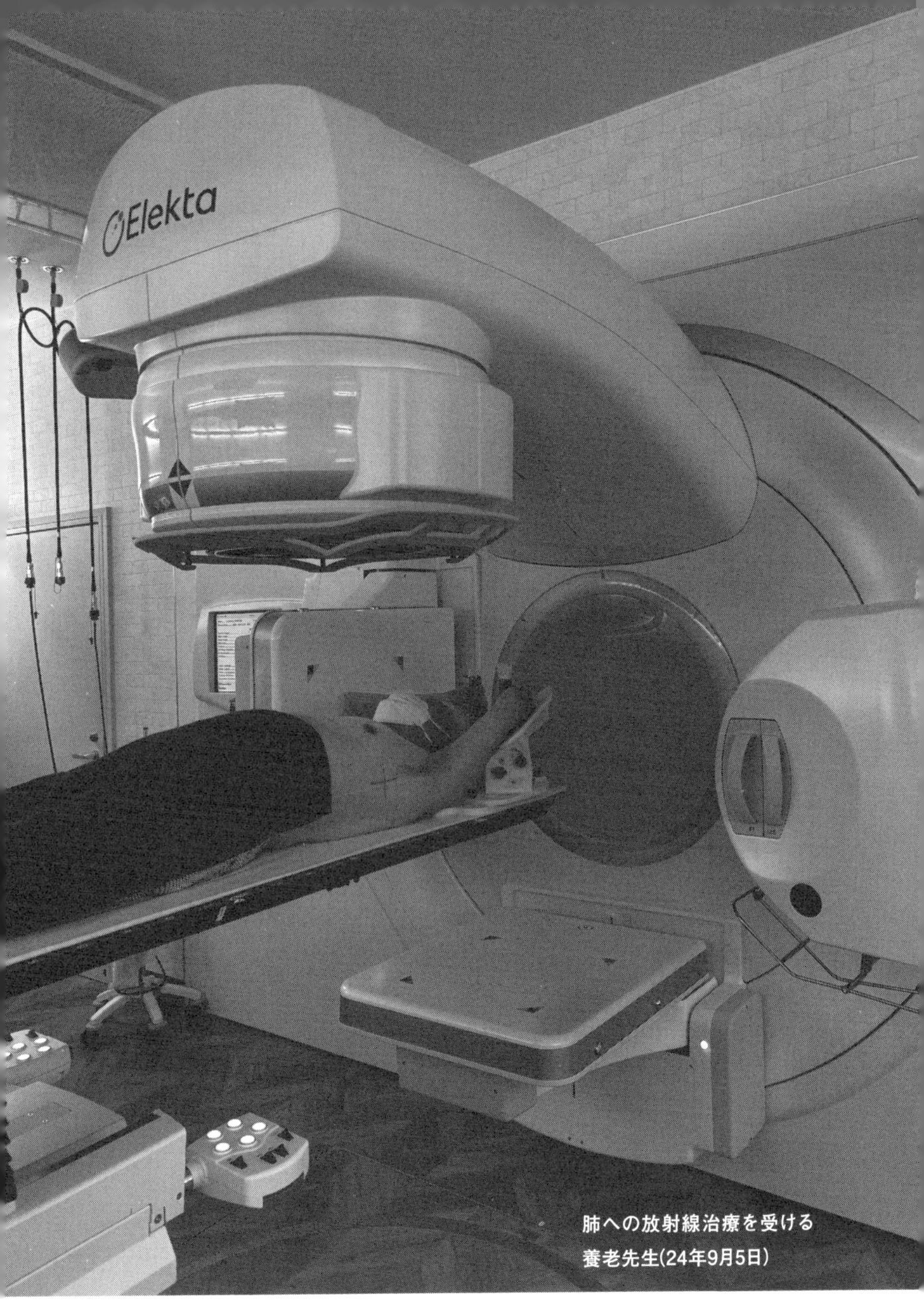

肺への放射線治療を受ける
養老先生(24年9月5日)

本書の編集者が養老先生を取材した際、90歳まで生きられれば、虫の標本づくりなど予定していたことが終えられる、ということを言っていたと聞きました。養老先生がどのくらい生きられるかは誰にもわかりません。治療は非常にうまくいっていますが、小細胞肺がんは、私が経験した膀胱がんよりも、はるかに転移しやすい性質をもったがんです。

第2章で述べたように、私のがんは10年くらいまでは再発することがあるため、今も半年に1回、内視鏡を膀胱に入れて検査しています。

がんの治療は、いったん治癒したからといって気を抜けません。再発のリスクが常につきまとうからです。

ですから、がんの治療は長期戦にならざるをえません。5年生存率を治癒とみなすがんであっても、5年間は定期検診を続けなければなりません。

養老先生も小細胞肺がんであることを特定して、抗がん剤治療を終えるまでに約4カ月を要しています。

その後は、3週間の放射線治療が始まります。その後は、養老先生が受け入れるのであれば、予防的全脳照射を行うかもしれません。

付記

肺への放射線治療を始める前に、養老先生から予防的全脳照射はやらないというお返事をいただきました。『唯脳論』などの著作もある養老先生にとって、脳はとても大事な臓器であるようです。

全脳照射をやらない代わりに、定期的に脳のＭＲＩを撮って、転移の有無を確認する検査を行っていきます。

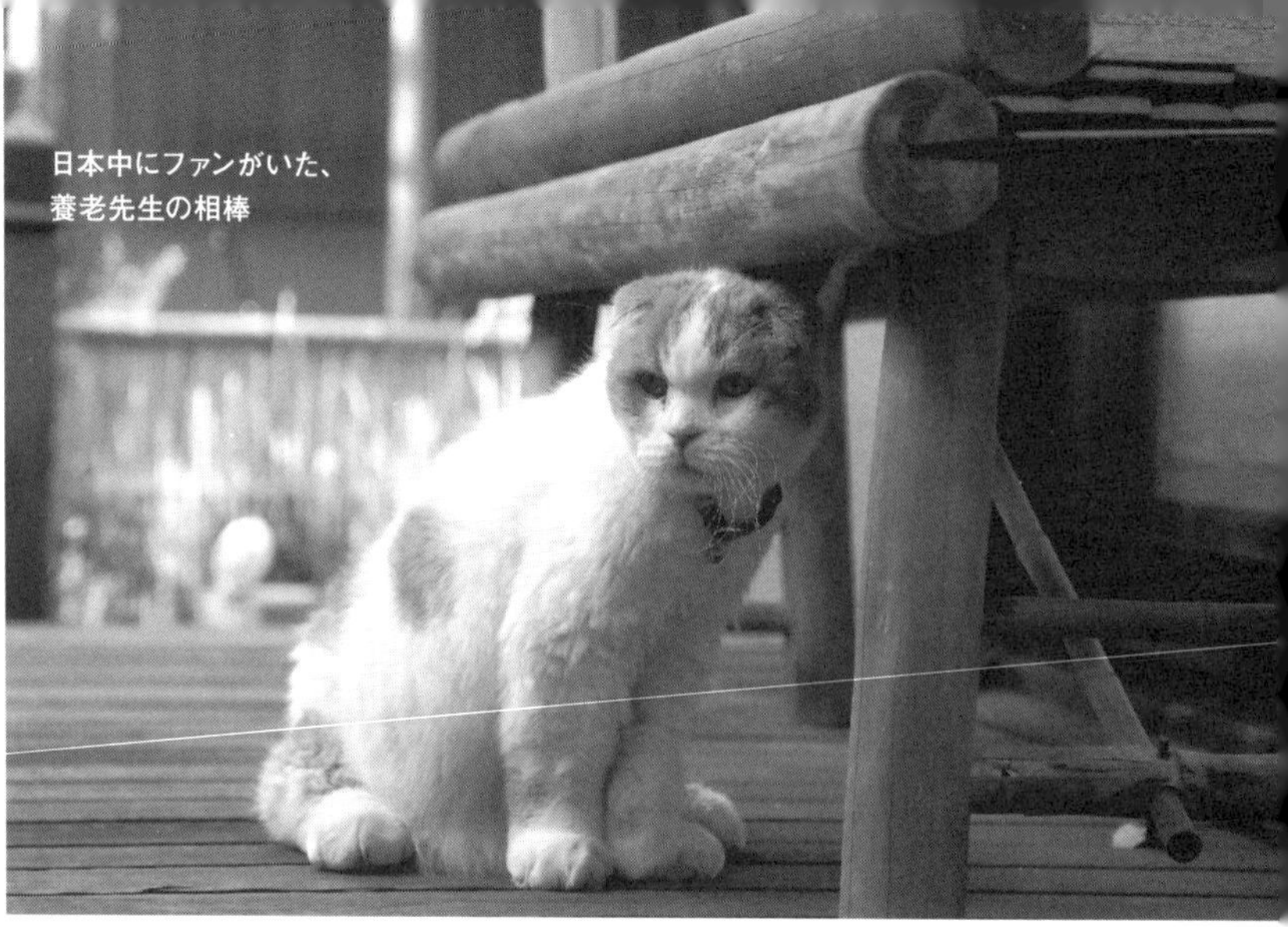

日本中にファンがいた、
養老先生の相棒

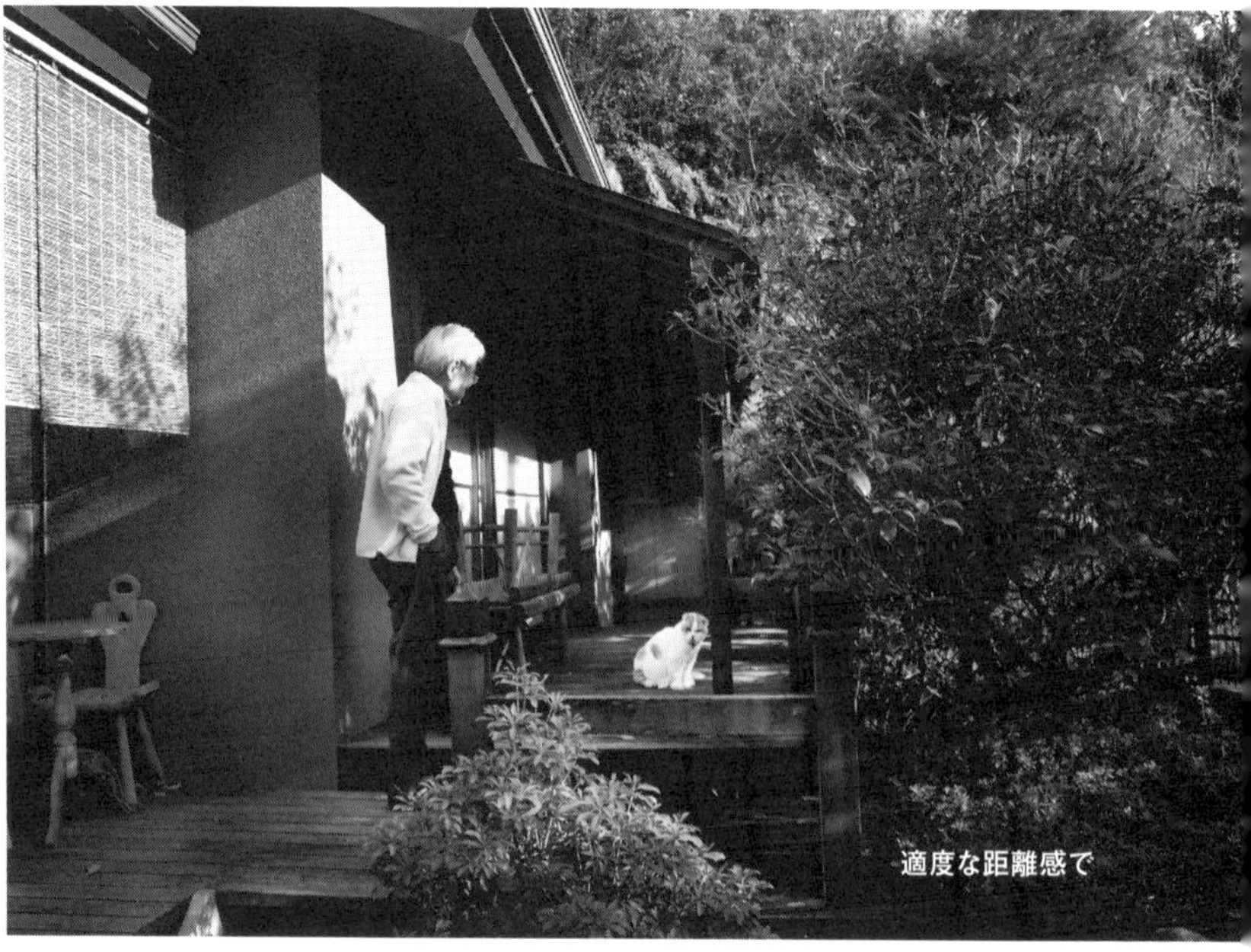

適度な距離感で

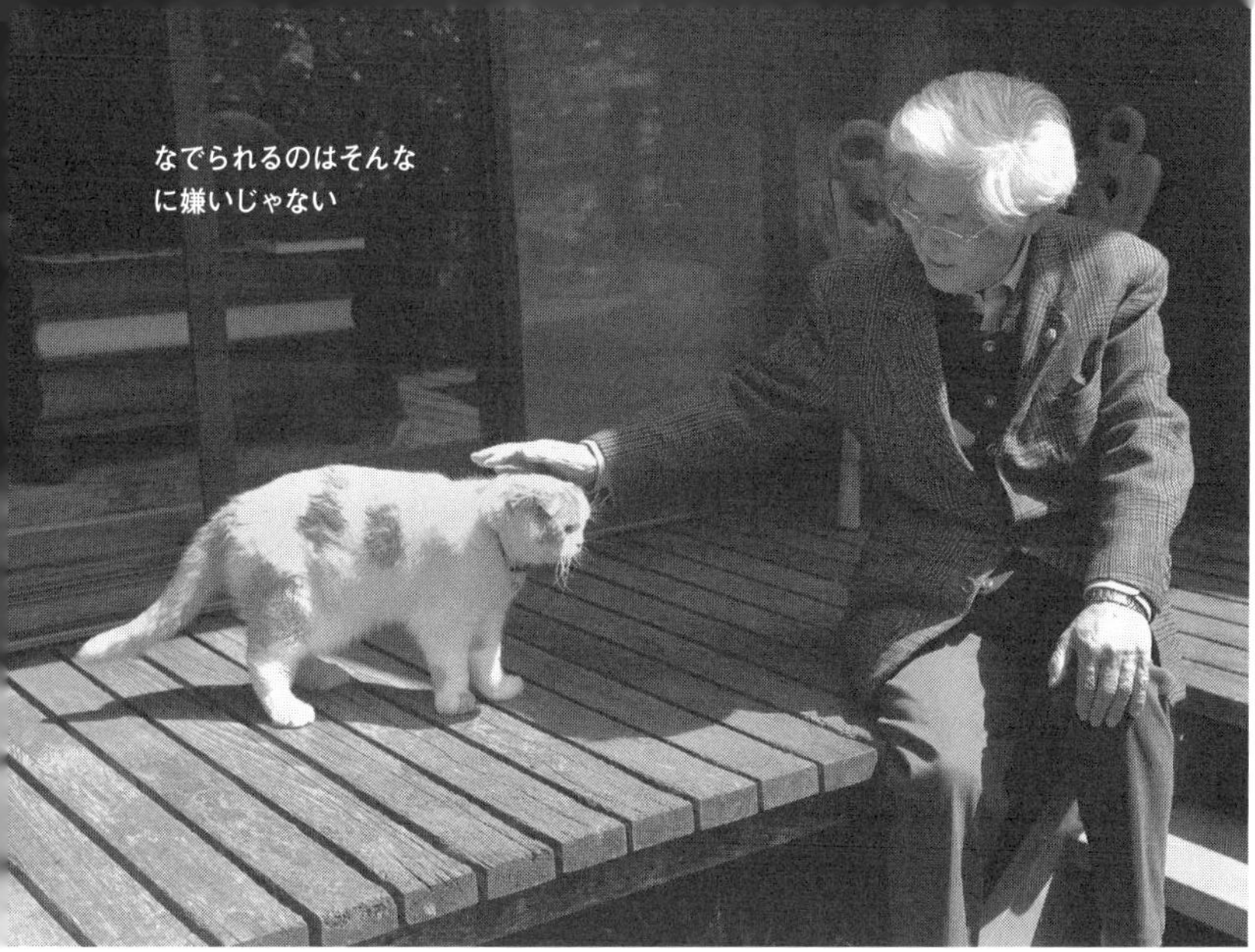
なでられるのはそんな
に嫌いじゃない

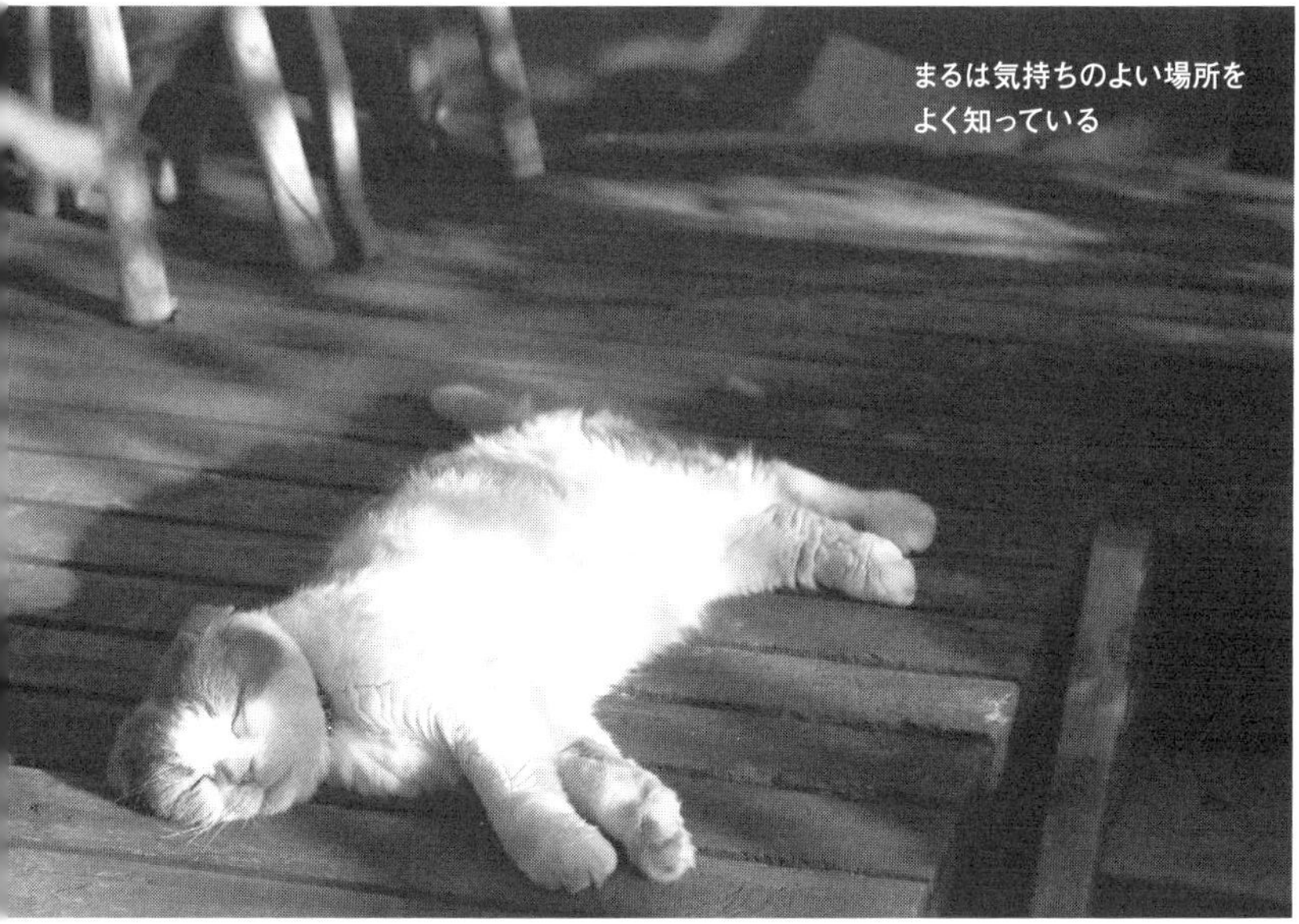
まるは気持ちのよい場所を
よく知っている

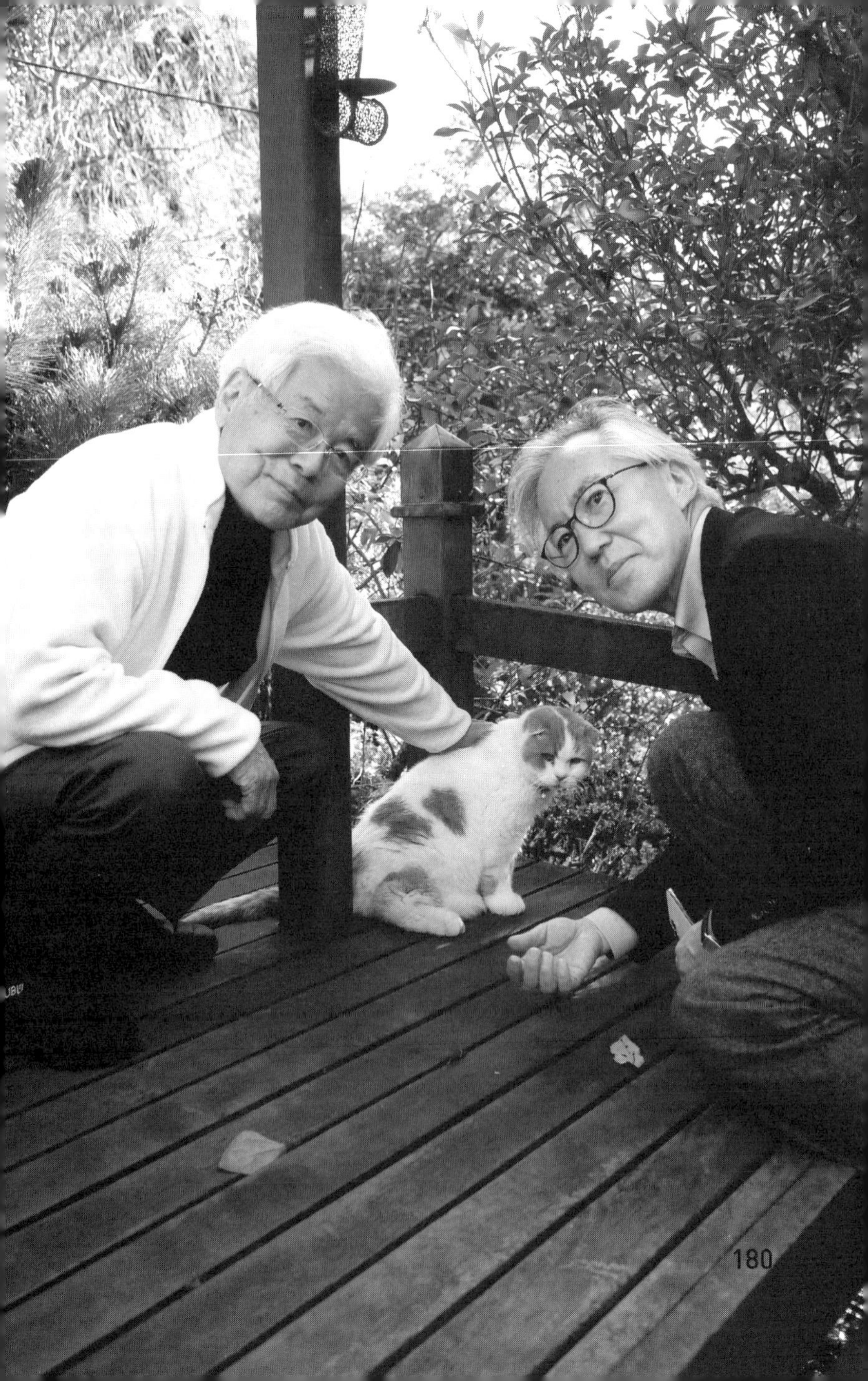

第5章

がん治療と死と、まるの現在

東大病院は患者にやさしい病院に変わってきた

対談

養老孟司×中川恵一

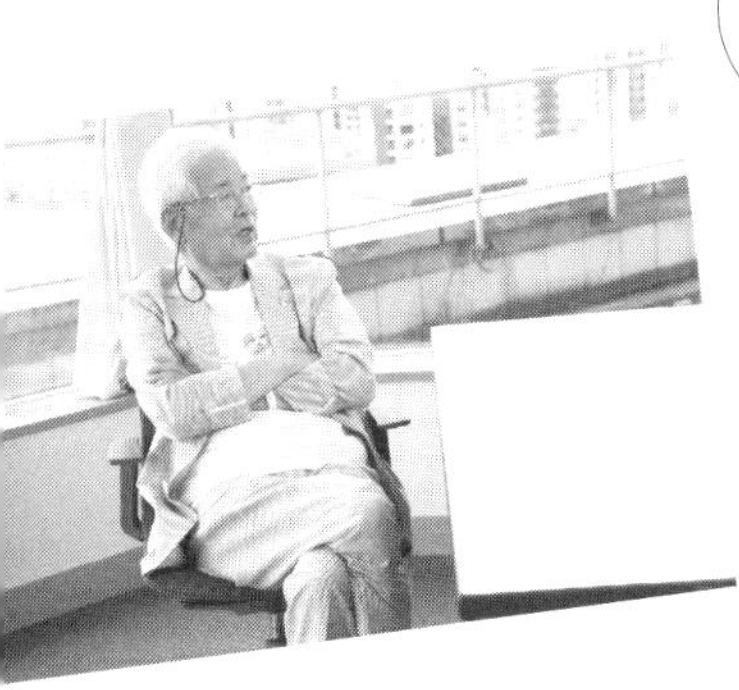

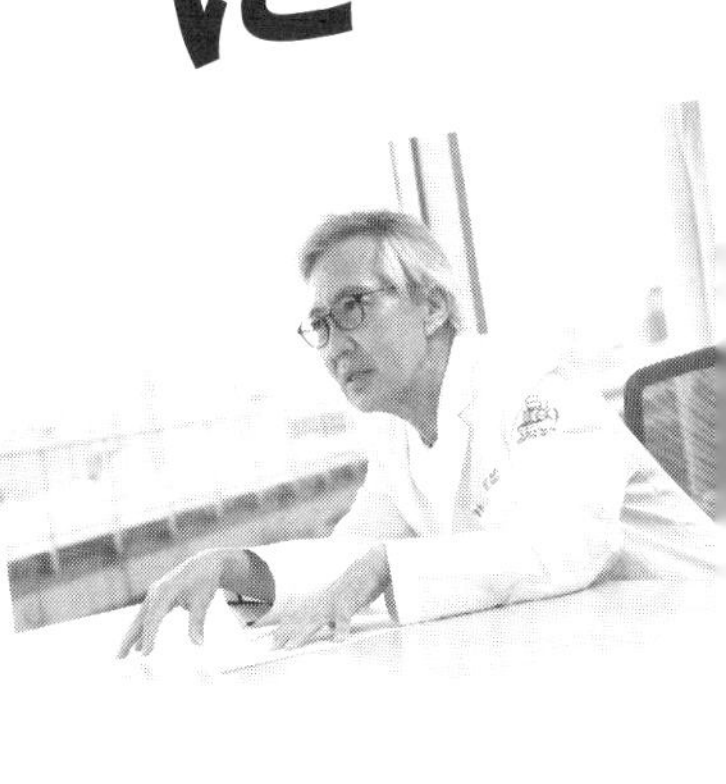

抗がん剤の副作用が少ないので治療している感じがしない

——今日は2024年7月30日。養老先生の3回目の抗がん剤治療の直前になりますが、ここまでのがん治療の感想をお聞かせください。

養老 治療してんだかしてないんだかよくわからないね。

中川 それは本当に副作用が少ないからですよ。

養老 髪の毛が減ったぐらいですよね。頭を洗うとね、以前は抵抗が大きかったんですよ。今は本当に抵抗がないんです。

中川 髪の毛が細くなったんですね。抗がん剤の副作用の1つに脱毛がありますが、お風呂場の排水溝に抜け毛がたまっているとかはありますか？

養老 それはないです。

中川 今日は養老先生に相談があります。4回目の抗がん剤治療が終わったら、放射線治療に入ることになります。それについて、今まで詳しくお話ししていません

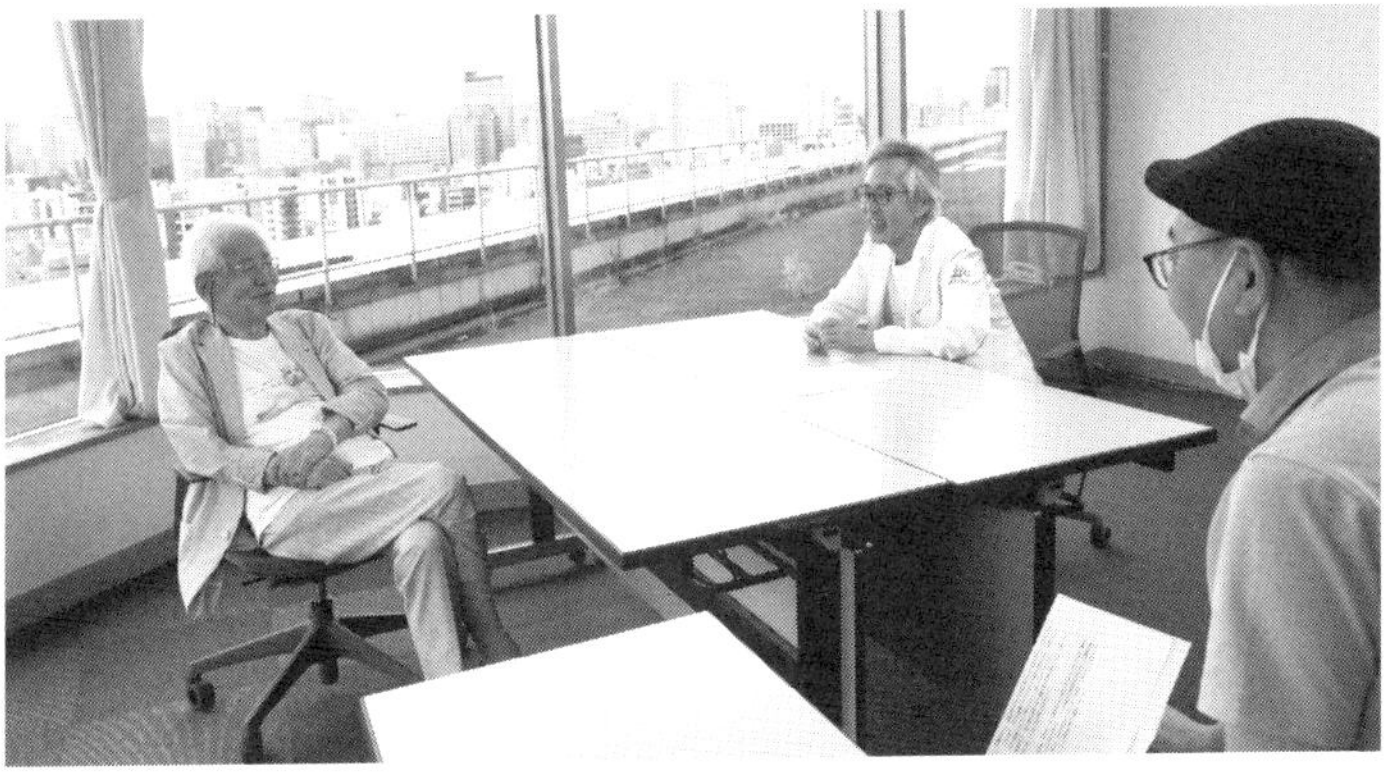

対談は今後の治療方針についての質疑で始まった

でしたが、1日1回ではなく2回照射したほうがいいんです。養老先生の治療は今まで教科書どおりに行われています。1日2回も教科書どおりですが、私は放射線治療も教科書どおりにやりたいと考えています。どうしましょうか？

養老　放射線治療を始めるのはいつからになりますか？

中川　養老先生のご都合に合わせます。虫展のこともありますし。

養老　虫展は9月1日までですから、その後なら可能です。問題は通院して治療するか、入院するかですね。

中川　放射線治療は数分間で終わりますが、1日2回照射の場合、午前と午後に行うので、入院する患者さんもいます。入院すると、養老先生の自由な時間がなくなってしまいますし、正直、食事もおいしいとは言えないかもしれません。ホテルにお泊まりになってもいいと思います。今、決めることではありませんが。

養老　まあ、どっちにするかは後で考えよう。ホテルのほうが、好きなものが食べられるから、そのほうがいいかもね。

中川　もう1つご相談があります。小細胞肺がんが、もっとも転移しやすいのは脳です。これを防ぐため、予防的に脳に放射線をかける治療があります。これも教科書的な治療法ですが、私はおすすめします。

もしも、それをしないのであれば、頻回にMRIを撮って、転移の有無を確認するという方法もあります。

養老　「予防的」ということは、それをやったほうが予後がよいというデータがあるんですね？

中川　もちろんあります。やったほうがよいというデータが存在します。同様に、1日2回やったほうが、1回よりも予後がよいというデータもあります。もしも私が養老先生の年齢で、脳への照射を提案されたなら判断を迷うかもしれません。ですから、脳への照射はやめて、頻回にMRIを撮るという考え方もある。

養老 どっちも、似たようなもんでしょ。

中川 似たようなものかもしれません。ただ、MRIは月1回ぐらいの頻度で撮ることになります。養老先生には、そのほうが合うような気もしますが。

養老 脳への照射は、肺の放射線の後ぐらいがいいですね。

中川 もちろんそれでかまいません。肺への照射は3週間続けますから。

養老 その間に考えよう。肺の放射線は毎日やるの?

中川 平日は毎日です。それを3週間やります。

標準治療でよくなったのは事実だが誰にでもあてはまるわけではない

――養老先生は、標準治療などの統計的データに基づいた治療には批判的です。『がんから始まる生き方』でも、「統計に乗っかって医者が楽をしてはいけない」と述べています。ところが、今回の養老先生の治療は、標準治療そのものだと、中川先

生がおっしゃっていました。たまたまなのかもしれませんが、ご自分が標準治療を受けて、しかもよくなったことをどうお考えですか？

養老　大勢の人のデータが重なっていて、そこから標準治療ができてきているわけです。それでよくなる人もいるでしょう。それについては、あんまり考えない。標準治療でよくなった人はそれでいいんです。でもそれは標準治療が進んだからではないでしょう。

――養老先生が標準治療でよくなったからといって、すべての人の治療にあてはめてほしくない？

養老　そうです。

中川　そういう考え方は、養老先生らしいと思います。本来、人生は人それぞれ。医者からすすめられた治療を受けるのも、拒否するのも人それぞれ。ただ、この局面では、標準治療を選択したほうが得だと私は思います。

最初にCTを撮ったとき、私は肺腺がん（非小細胞がん）を疑いました。肺腺がんの腫瘍マーカーが上がったからです。それなら、標準的な治療をしなくてもよいし、組織も採らなくてよい。それは標準的なやり方ではないんですけど、そのときはそう思っていたんです（第2章参照）。でも、小細胞がんが判明して標準治療でここまでやってきて、治療がうまくいったのは事実です。

嫌いだった東大病院がどうしてよくなったのか？

――今回、養老先生が入院中、「東大病院もよくなったね」とおっしゃっていたと聞きました。『養老先生、病院へ行く』では、東大病院のことをずいぶん批判されていましたが、東大病院は変わったのでしょうか？

養老　僕が東大をやめてから、30年くらいたっています。「十年一昔」と言うじゃないですか。30年たったら、ずいぶん変わりますよ。

――4年前の心筋梗塞で入院されたときも、そう感じたのですか？　本には書かれていませんでしたが？

養老　4年前はあんまり長いこといなかったからね。

中川　私は少しうれしかったんですよ。「東大病院もよくなったね」と先生に言っていただいたことが。どこがよくなったのですか？

養老　とにかく、僕がいた頃の東大病院は、何でも手続き優先でしたからね。今はだいぶ患者さんを大事にするようになってきたと思います。

中川　患者さんにやさしくなったでしょう？

養老　そうですね。以前は「○○しちゃダメです」みたいな感じだった。それがだいぶ減ってきましたね。

中川　養老先生の担当の岩崎医師なんて、先生の孫みたいな年齢ですが、良い医者ですよね。人間味を感じます。

養老　あまりにも歳が離れているので、僕はよくわからないな。

中川　私は40年臨床医をやっています。そのうち1年がスイスへの留学で、東大病院以外の病院に5年いました。34年間、東大病院に勤務しています。ですから、昔の東大病院もよく知っています。その頃のことを思うと、養老先生が嫌がるのはよくわかります。

その時代の東大病院は、一番は政治、二番は研究、三番が臨床という空気のようなものがありました。政治というのは、教授になるかならないかということです。

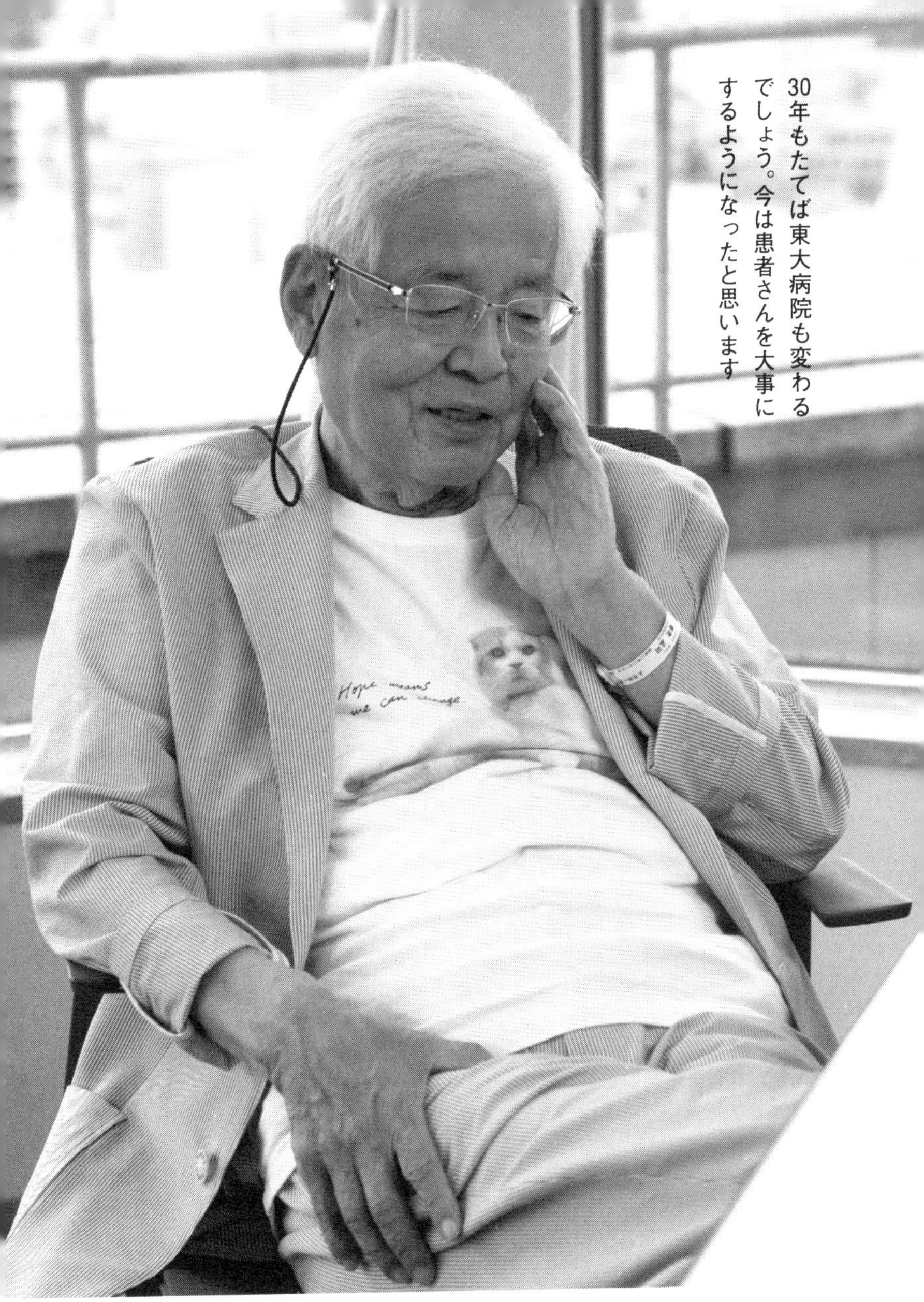

30年もたてば東大病院も変わるでしょう。今は患者さんを大事にするようになったと思います

――まるで医療ドラマの『白い巨塔』の世界ですね。政治といえば、養老先生は東大紛争が起こったとき、渦中にいらっしゃいました。ご著書の『なるようになる。』によると、全共闘の学生が非常時に研究なんてけしからんと、養老先生の研究室を封鎖したことに対し、「紛争を非常時と考えている学生とは、まともな話し合いなんかできません」と書いています。話が通じない。まさに「バカの壁」を目の当たりにしたわけですけど？

養老　今ではとても想像つかないね。

中川　東大の文化として、左翼的なイデオロギーというのはあると思いますし、まだ少し残っているような気がします。

薩摩や長州の侍がつくった明治政府的なところもあります。私は月島生まれの江戸っ子ですし、養老先生は鎌倉生まれの鎌倉育ちですから、おしゃれなものや洒脱的なものを好みます。明治政府的なセンスは、それを否定するようなところがあるような気がします。

養老　そうですね。僕もだんだんそういうふうに考えるようになってきました。東大だけじゃなくて、近現代の日本は、明治維新のマイナス面を抱えこんだままで、やっていこうとしたんだよね。それが今になったら、ほとんどすり切れてしまったんだと思います。

プラスになると感じているから治療法に疑問を持っても受け入れる

――以前の東大病院なら、虫法要のために退院させてくれと言ったとしたら、認めたでしょうか？

中川　「何をバカなことを言っているんだ」という話になっていたでしょう。昔の東大病院は、「医者がえらい」という意識をもって仕事をしている人が多かったから、患者の要望なんかまったく聞かなかったと思います。

――奥様から聞いたのですが、「主人は病気になってから、変わりました」とおっしゃっていました。また、以前は「治療は個人が選ぶものだという考え方」だったのが、「信頼できる医師がよいという方法を、お願いしたい」とも言っていたそうです。養老先生も変わったということでしょうか？

養老　自分の治療に関しては、教科書に合わせるようになったということかな。

中川　たぶんそのほうが得、あるいはプラスだと直感されているんだと思いますね。

養老　そんなところでがんばってもしょうがないからね。

中川　それはプラスだと感じているからでしょう。そうでなければ、今やっている治療を選ばれなかったはずです。

　でも、養老先生のことですから、局面が変われば、またもとの考えに戻るかもしれません。それはそれでいいんじゃないですか。

――それでも、養老先生は「僕も変わったよ」とはおっしゃらない？『ものがわかるということ』には「現実も人間も変わり続けている」と書かれていますが。

養老　本人は変わりますよ。

中川　考え方も変わっていいと思いますよ。今の養老先生は、以前とは明らかに違います。ただし、今後もそれが続くかどうかはわかりません。極端に言うと、今はやめていると思いますが、またタバコを吸うかもしれない。

養老　吸えねえんだから、しょうがない。タバコを吸うといっても、どこで吸えばいいんだ。

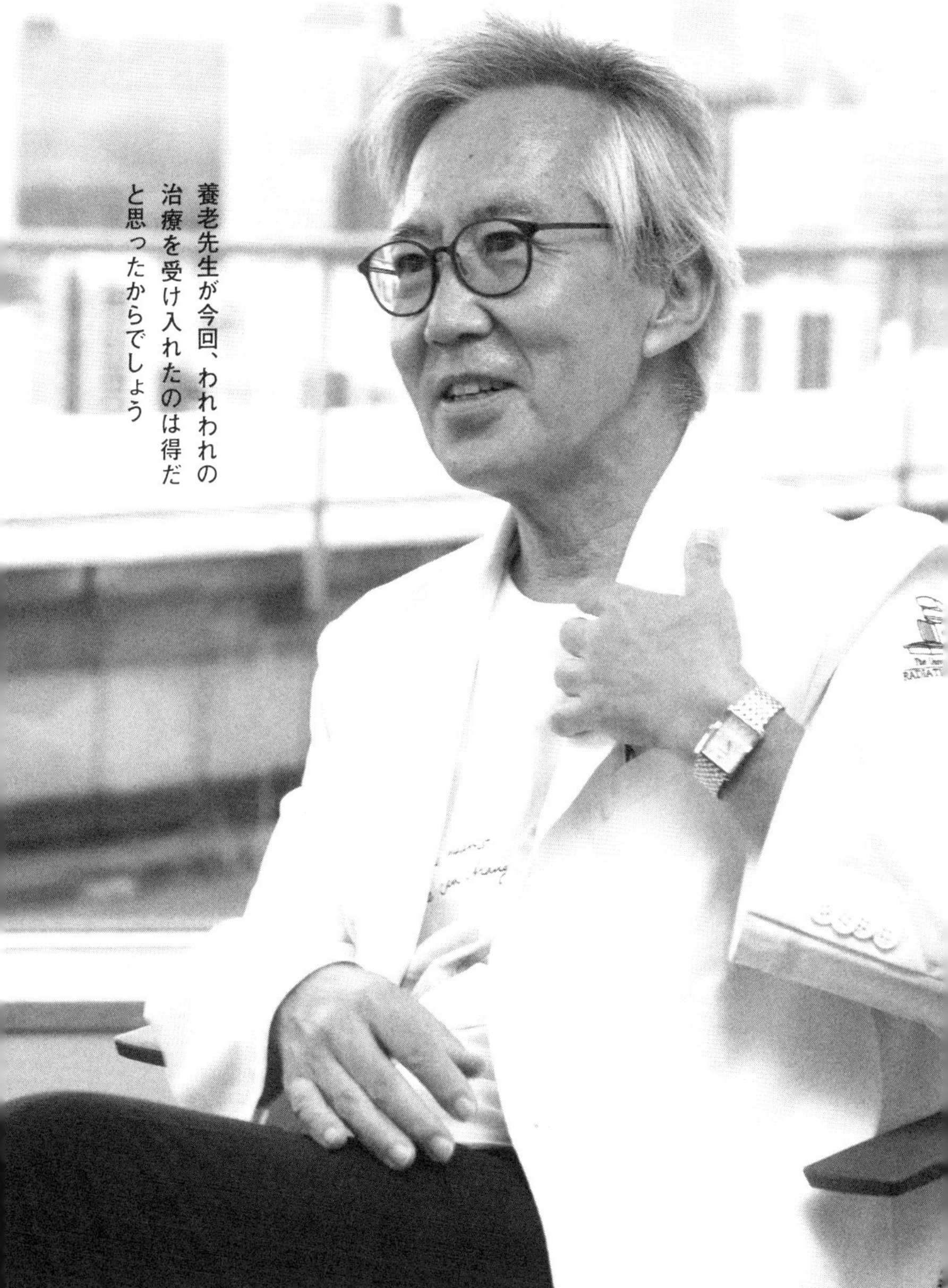

養老先生が今回、われわれの
治療を受け入れたのは得だ
と思ったからでしょう

中川　さすがに入院中は吸ってはいけませんよ。

養老　今、鎌倉で虫展をやっているじゃないですか。鶴岡八幡宮の中の施設（鎌倉文華館　鶴岡ミュージアム）でやっているんですが、鶴岡八幡宮の境内が禁煙なんですよ。だから、退院しても吸うところはないんだ。自宅で吸ったら、女房に殺されますからね。

――私も虫展に行きましたが、そこにいらっしゃった養老先生がとても元気で、イキイキしているように見えました。「病院にいるときよりも元気ですね」って言ったら「当たり前でしょ！」って返されました（笑）。

中川　そういうのはいいんじゃないですか。環境が変わるということですし、それはいいことですよ。

病気を苦にした安楽死は認められるべきなのか？

――養老先生のご病気から離れて、病気を苦に自殺するとか、安楽死を選ぶという

ことがありますね。日本では安楽死は禁止されていますが、ヨーロッパではできる国がいくつかあります。これについてはどのようにお考えですか？

中川　このテーマはそもそも、私の母がきっかけです。母が急性胆のう炎を起こして東大病院に緊急入院したんです。胆のうにまで管が入っていて、体じゅうチューブで、がんじがらめでした。その頃、母は「安楽死をしたい」と言っていたんです。

でも、東大病院の治療がよかったおかげで、母は回復しました。今は都内の特別養護老人ホームに入居していて、よく電話がかかってくるんですけど、用件は「何かおいしいものを持ってきて」。それだけですよ。母も変われば変わるものです。

養老　オランダは安楽死を合法化している国の1つです。ベルト・カイゼルというオランダのお医者さんが『死を求める人びと』という本を書いていて、その日本語版の刊行記念で来日したときに会っています。

それから6年たって、ヨーロッパに行ったとき、カイゼルさんとまた会ったんです。オランダの安楽死が、その後、どうなっているのかを聞いてみたら、どうも積極的にやっていないみたいなんですね。

――『養老先生と遊ぶ』にそのときの対談が収録されています。対談を終えた後、

養老先生は「安楽死っていうのは重いことです。ひとつひとつのケースがそれぞれに重い。医者がやりたがらないって言っていたでしょう。他人にかこつけて話をしていたけど、それは彼の本音でもあるんじゃないだろうか」とおっしゃっています。

養老　彼と再会する前、僕が気にしていたのは、安楽死というと、患者さんのことばかり報道されるけど、それを実行する医者の負担のことはあまり話題になりません。やるほうの気持ちを考えたら、大変なことです。安直にできるものではありません。

中川　私も、自分がもし治らない病気でつらくて、他に方法がなかったら、安楽死したいと思うかもしれません。だけど、逆の立場になったら大変です。日本で合法化するなら、医者の負担を軽くするシステムを考えないといけないでしょう。

養老　それはそうだね。僕の2つ下ですけど、評論家の西部邁（1939〜2018年）は、知人に自殺幇助《ほうじょ》してもらっています。カイゼルさんも言っていますが、安楽死も医者による自殺幇助ですからね。

中川　自分は安楽死してもいいと思っていますが、やっぱり親の安楽死はきついですよ。今回、母の病気でそのことをずいぶん考えました。二人称の人の安楽死はちょっと考えられません。養老先生が言う「死の人称性」の問題ですよね。

医者と患者が話し合うときは「あ・うんの呼吸」が大事

――自殺についてはどうお考えですか？ 養老先生は、自殺はよくないとずっと言っていますが？

養老 自殺がいけないとは言っていません。ただ、日本は自殺する人が多すぎる。とくに若い人の自殺がね。10～30代までの日本の若者の死因のトップが自殺ですから。若者たちが死にたがる理由は何なのだろうとはよく考えます。

中川 がんと診断されて1年以内の患者が自殺するリスクは24倍になるんです。病気を苦にしての自殺ですね。それは思いやりのない告知が多いからでしょう。医者が平気で「余命○ヶ月」とか言うんです。余命なんて、誰にもわかりません。

養老 余命宣告なんて占いみたいなものですからね。

中川 私も若い頃は余命を言っていたので、それは反省しています。私が医者になって最初の15年くらいは、患者にがんの告知すらしていなかったんです。でも、それでは治療はやりにくい。患者本人と相談できないですからね。今日みたいに、「どうしましょう?」という相談がまったくできません。だから、がん告知はしたほうがよいと若い頃から思っていました。

告知については、養老先生と話したことがあります。そのときに私が印象的だったのは、養老先生の「告知すりゃあ、いいってもんじゃない」でした。

養老　僕はそういう考え方でしたから。告知せずに医者と患者が話し合っていて、途中から医者が「放射線をかける」と言ったら、「先生、僕はがんなんじゃないですか?」と聞く。そしたら、後で診察に付き添った奥さんから「先生にそんな失礼なことを言うもんじゃない」と言われたとか。ようするに、「あ・うんの呼吸」ですよ。

中川　そうですね。医者と患者の会話では、あ・うんの呼吸が大事です。

亡くなった愛猫まるが平和のために今も大活躍

——日本でもペットの安楽死は行われています。愛猫のまる(20年没)が亡くなる

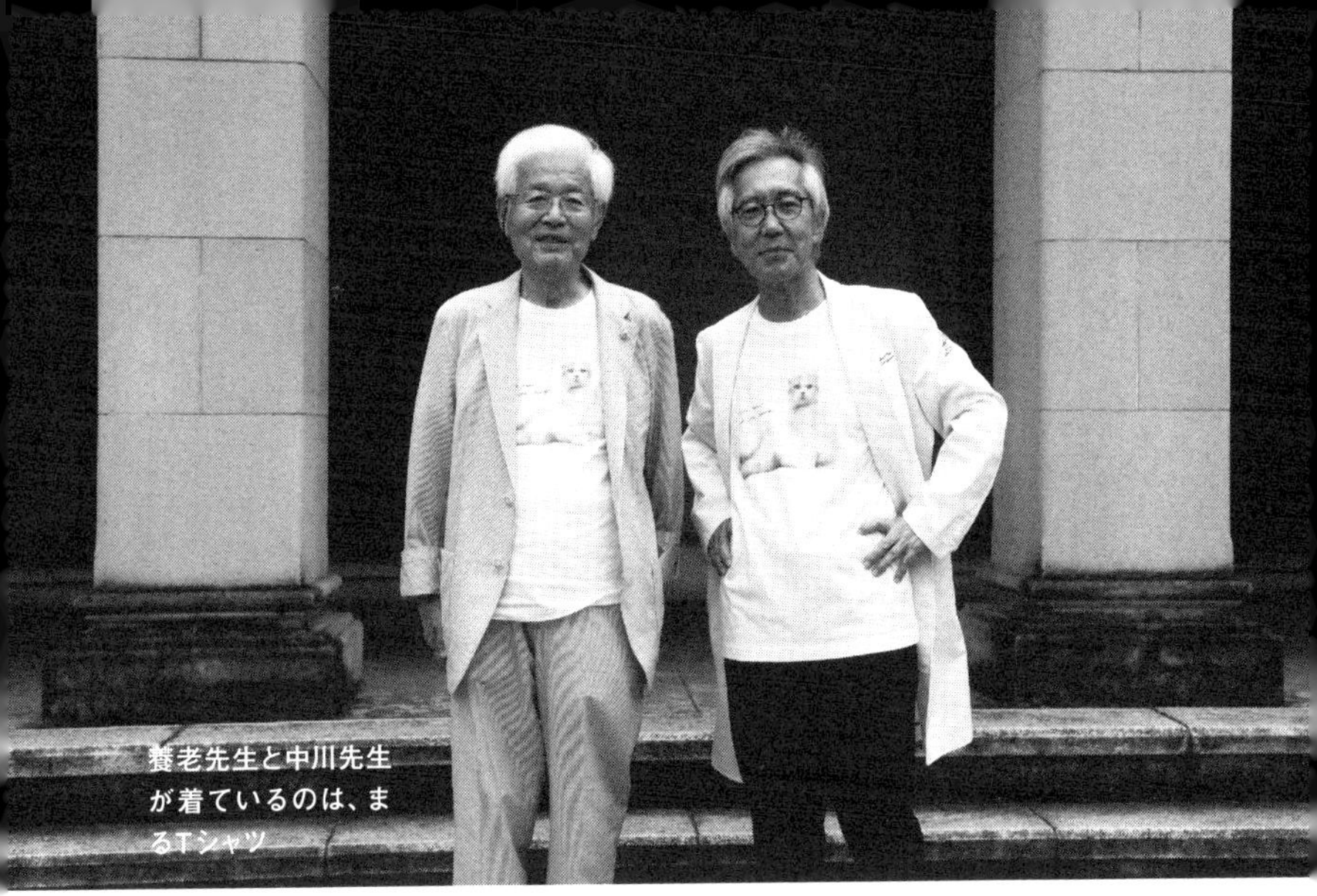
養老先生と中川先生が着ているのは、まるTシャツ

前、ずいぶん苦しまれていたそうですが、安楽死は考えませんでしたか？

養老　そんなことは、思いませんでした。

中川　まるは養老先生にとって、どんな猫だったんですか。

養老　不思議な存在だね。今まで何匹も猫を飼ってきたけど、まるは特別な存在なんじゃないかな。

――今日お2人が着ているTシャツは、ユニクロのチャリティTシャツプロジェクト「PEACE FOR ALL」に、養老先生が賛同して実現したもので、まるの写真と「Hope means we can change」（希望とは私たちが変われるということ）という文字がプリントされています。なぜ、まるの写真を選ばれたのですか？

養老　まるは、けんかのできない猫だったんです。野良猫にエサを取られたとき、相手がいなくなってから1分後に怒り出すような猫です。まるのそんな性格が、平和について考えるのにいいのかなと思いました。

中川　まるには私も何度かお会いしましたが、とても友好的で、攻撃的なところが一切ない猫でしたね。

――このTシャツの利益は全額、貧困、差別、暴力、紛争、戦争によって被害を受けた人々を支援する国際的な団体へと寄付されます。奥様から先ほど聞いたお話によると、まるTシャツは、24年春夏コレクションとして発売されたTシャツの中で、売り上げナンバーワン。2カ月半で2000万円以上売り上げたという報告があったということです。

中川　死後もお金をかせぐなんて、すごい猫ですね。

養老　やっぱり、まるは特別な猫なんだな。

あとがき

養老孟司

今回こそ、皆々様に本当にお世話になった。家族には病人である私自身の世話だけではなく、家の行事としての虫供養、虫展を私のためというより、自分のこととして引き受けて献身的にやってくれた。東大病院の関係者の方々は医師、看護師、放射線科の技師、病院の事務局の人たちに至るまで、本当は手土産でも持って、各部署にご挨拶に伺いたいところだが、最近の世の中はやかましくて、お菓子折りの一つも病院には受け取ってもらえない。そうかといって、病院に大枚の寄付をするほどお金を儲けてはいない。菓子折りひとつでお礼が済むわけではないが、いわゆる「気持の問題」である。現代社会で人間関係が何やらぎくしゃくして、なんとなしに生きにくくなるのも、これでは当然であろう。

コスパ、タイパのお蔭で、葬儀などの儀式も簡単な様式に変わってくる。これには良い面もあるが、「思いが残る」という文字通り「残念」な面も多い。

本書を読んで、患者としての私が恵まれていると感じられる方も多いのではないかと思う。私自身の人生を乱暴にまとめると、最初の三十年は学生として、中年の三十年は東大医学部勤務、最後の三十年はほぼフリーターで現在に至る。中の三十年、医学部勤務のおかげで現在があると言ってもいい。本人は不愉快な思い出が多くて詳細は思い出したくもないが、中川医師が書かれているように心筋梗塞の時も助けていただいたし、今回の肺がんの治療も東大病院に任せっきりである。当方の希望だった虫供養、虫展についてのワガママも聞いていただいたし、辛抱して中年の期間、東大に勤めた甲斐があったという気がしないでもない。

がんの診断を受けて、初めて自分の死を具体的に考えた。それまでは自分の死についてはまあそういうこともあるはずだという程度の認識だったが、実際にCTの画像を見せられると、オオ、そうだったか、という感じで、迫力が違う。だからどうということはないが、いちばん強く感じたのは、言葉の上での生死と実際の生死の違い、ズレ、すなわち懸隔である。死んだらという話題を多くの人が避けるのは縁起でもないという気持ちがあると同時に、言葉の上と実際との懸隔に気づいてしまうからではないだろうか。自分の死を言葉にして何になる。現代社会は情報化社会ではほとんどすべてが情報化される。私はそれにムダな抵抗をいつも試みているような気がするが、衆寡敵せず、時に利あらず、負けっぱなしというしかない。

まったくの偶然だが、いま私の机の上に、豊倉康夫著『死の生物学と死生観』(東京都交友会)というパンフレットがある。豊倉先生は東大医学部の神経内科教授さらに退官後は東京都養育院附属病院院長だったが、この報文の内容は自身のペニシリンによるアナフィラキシー・ショックの体験をもとにして、いわゆる「臨終」について書かれた文章である。死んでしまえばそれっきりなので、直接死に触れる文章はギリギリ死の瞬間に近づくもの以外にない。その意味で臨終とは良い表現だと豊倉先生は述べる。

今回の私の体験はそこまで死に肉薄したものではないので、まことにうすボンヤリしている。本稿を書いている現在(九月二十九日)、一昨日に放射線治療が終了したので、次の外来診療まで半月ほどの中休みがある。その間はひたすら虫展の後始末である。死ぬまでの時間がやや具体的に見えてきたので、標本にしようと思ってひたすらしまっておいた資料としての虫が山のように溜まっている。その中には頂きものもあるし、貴重な種も含まれている。それらを「マウント」しなければならない。すなわち針を刺すか、小さいものは台紙に貼り付け、どちらもラベルを付す。ラベルがないと標本ではなく、ただの虫の死骸である。それは虫展を見に来た子どもたちに、一所懸命に教えたことである。虫の死骸は自然物だが、それにラベルを付すと、その自然物が情報化して人間界に入る。家族を含め、多くの人にとっては迷惑な話かもしれないと思いながら、私はせっせと虫の標本を作る。子どもの時からほぼ八十年続けている作業で、やっている間はいわば瞑想状態になる。アメリカでマインドフルネスなどと称して流行しているのは、このことじゃないかと思ったりする。

十一月の誕生日が来ると、世間でいう米寿で、気が付いて愕然とした。自分が年寄りなんだということに、いまさらながら気づいたのである。この調子では死ぬときも死んでから気が付くに違いない。長年一人称の死はないと頑張ってきたが、確かにないというしかない。さらに現代日本社会に流行の「自分」もだんだん薄れてきた。こちらは「ない」とまではまだ言えないが、「まあない」くらいである。今日もデザイン・サイエンス学会があって、基調講演で仏教なら無我だと言ってきた。我というものを立てるからあれこれが厄介になるので、そんなものは立てなきゃいいのである。でも「ない」というわけにはいかないだろう。まあ、ためしに「ない」と思ってみたらいかが。

中川先生は私の意見が変わって来たのではないかと言われる。そうかもしれないが、個々の問題に関する意見が変わったというより、本人からすると、年齢で我が弱くなったのだという気がする。これは言い方によっては投げやりな感じになる。どうでもよくなった。そう言っていると聞こえるかもしれないからである。この辺りが社会と相対するときの私の場合の難しさである。自分の執着を断てば、自分の心は楽になるが、私のために一所懸命何かしてくれている相手が、「二階に上がって梯子を外された」感を抱くかもしれない。死はともかく、生きるとは厄介なことなのである。

参考文献リスト（順不同）

養老孟司・中川恵一『養老先生、病院へ行く』（エクスナレッジ）
養老孟司・中川恵一『養老先生、再び病院へ行く』（エクスナレッジ）
養老孟司・柏木博・中川恵一『がんから始まる生き方』（ＮＨＫ出版）
養老孟司『バカの壁』（新潮社）
養老孟司『生きるとはどういうことか』（筑摩書房）
養老孟司『遺言。』（新潮社）
養老孟司『無思想の発見』（筑摩書房）
養老孟司『唯脳論』（筑摩書房）
養老孟司『ものがわかるということ』（祥伝社）
養老孟司『なるようになる。』（中央公論新社）
養老孟司、平井玲子（写真）『まる　ありがとう』（西日本出版社）

養老孟司・茂木健一郎・東浩紀『日本の歪み』（講談社）
養老孟司・隈研吾『日本人はどう死ぬべきか？』（新潮社）
養老孟司ほか『養老先生と遊ぶ』（新潮社）
中川恵一×養老孟司『自分を生ききる　日本のがん治療の死生観』（小学館）
中川恵一『医者にがんと言われたら最初に読む本』（エクスナレッジ）
中川恵一『がん専門医が、がんになって分かった大切なこと』（海竜社）
中川恵一『死を忘れた日本人』（朝日出版社）
細川宏『詩集　病者・花―細川宏　遺稿詩集』（現代社）
オリヴァー・ミルマン『昆虫絶滅』（早川書房）
ベルト・カイゼル『死を求める人びと』（角川春樹事務所）

養老孟司 Yoro Takeshi

1937（昭和12）年、神奈川県鎌倉生まれ。解剖学者。東京大学医学部卒。東京大学名誉教授。1989（平成元）年『からだの見方』でサントリー学芸賞受賞。新潮新書『バカの壁』が大ヒット、450万部超えのベストセラーとなる。また新語・流行語大賞、毎日出版文化賞特別賞を受賞した。『養老先生、病院へ行く』『唯脳論』『かけがえのないもの』『手入れという思想』『ヒトの壁』『まる ありがとう』『ものがわかるということ』など著書多数。

中川恵一 Nakagawa Keiichi

1960年（昭和35）年、東京都月島生まれ。東京大学医学部医学科卒業後、同大学医学部放射線医学教室入局。社会保険中央総合病院放射線科、東京大学医学部放射線医学教室助手、専任講師、准教授を経て、現在、東京大学大学院医学系研究科 特任教授。2003年～2014年、東京大学医学部附属病院緩和ケア診療部長を兼任。共・著書に『医者にがんと言われたら最初に読む本』『養老先生、病院へ行く』『人生を変える健康学 がんを学んで元気に100歳』など多数。

養老先生、がんになる

2024年11月5日　初版第一刷発行

著　者　養老孟司、中川恵一
発行者　三輪浩之

発行所　株式会社エクスナレッジ
〒106-0032　東京都港区六本木7-2-26
https://www.xknowledge.co.jp/
問合先　編集 TEL.03-3403-6796　FAX.03-3403-0582
info@xknowledge.co.jp
販売 TEL.03-3403-1321　FAX.03-3403-1829